TURING 图灵新知

U0734169

考试脑科学3 打开学习动力的『脑开关』

[日] 上大冈留 池谷裕二 著
陈庆祥 译

人民邮电出版社
北京

图书在版编目（CIP）数据

考试脑科学. 3, 打开学习动力的“脑开关” /（日）上大冈留,（日）池谷裕二著 ; 陈庆祥译. -- 北京 : 人民邮电出版社, 2024.4
（图灵新知）
ISBN 978-7-115-62905-0

Ⅰ. ①考… Ⅱ. ①上… ②池… ③陈… Ⅲ. ①记忆学—通俗读物 Ⅳ. ①B842.3-49

中国国家版本馆CIP数据核字(2023)第192296号

内 容 提 要

本书为《考试脑科学：脑科学中的高效记忆法》的“学习动机”方面的扩展补充篇。书中结合脑科学前沿研究与实验，通俗讲解了神经层面的动机原理，向读者传授了灵活运用人脑规则，通过“欺骗大脑”激发学习动机的技巧与方法。书中通过对动机管理者“苍白球”的解读，从脑科学角度提出了刺激运动区、海马体、腹侧被盖区、额叶的动机激发方法，并用趣味漫画的形式展示了该方法如何使用。本书适合学生、教师、家长阅读参考，也适合作为了解人脑动机机制的科普读物。

◆ 著　　　　[日] 上大冈留　池谷裕二
译　　　　陈庆祥
责任编辑　李　佳
责任印制　胡　南

◆ 人民邮电出版社出版发行　　北京市丰台区成寿寺路 11 号
邮编　100164　　电子邮件　315@ptpress.com.cn
网址　https://www.ptpress.com.cn
固安县铭成印刷有限公司印刷

◆ 开本：880 × 1230　1/32
印张：5.125　　　　2024 年 4 月第 1 版
字数：118千字　　　　2025 年 11 月河北第 8 次印刷

著作权合同登记号　图字：01-2023-2754 号

定价：49.80元

读者服务热线：(010)81055370　印装质量热线：(010)81055316
反盗版热线：(010)81055315

『哎呀，小留，
又打退堂鼓了吗？
真没长性啊——』

从小时候起，我就
一直被人家这样说

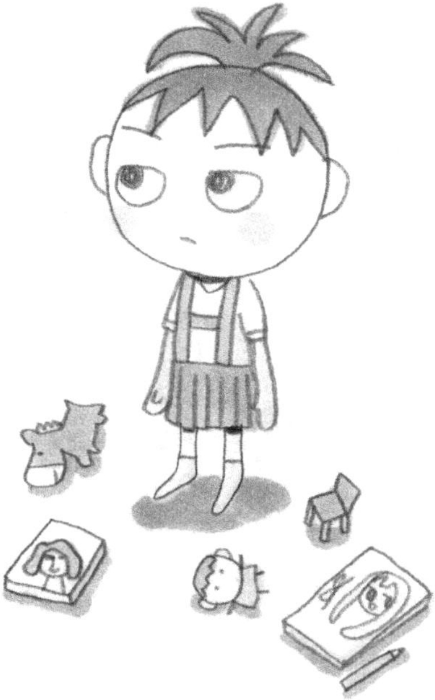

注：本书漫画部分的阅读顺序为“从右到左”。

我特别喜欢制作计划表

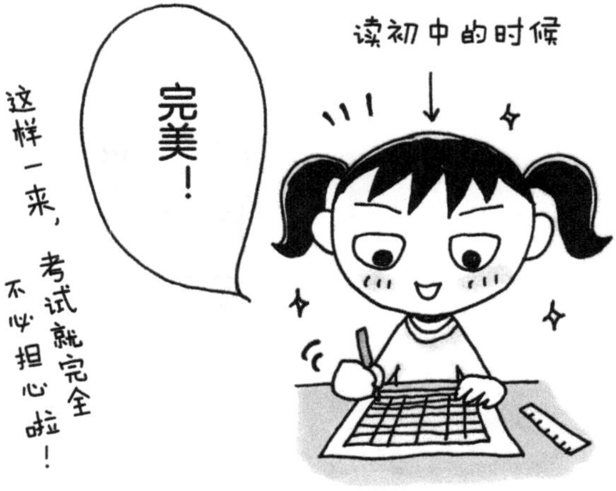
读初中的时候
完美！
这样一来，考试就完全不必担心啦！

然而还是会在第二天受挫

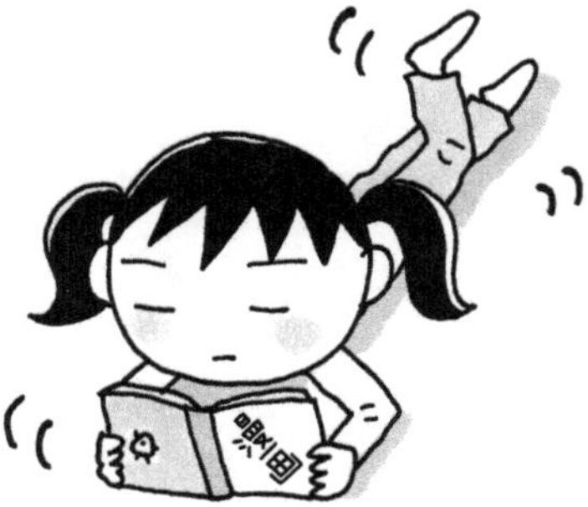

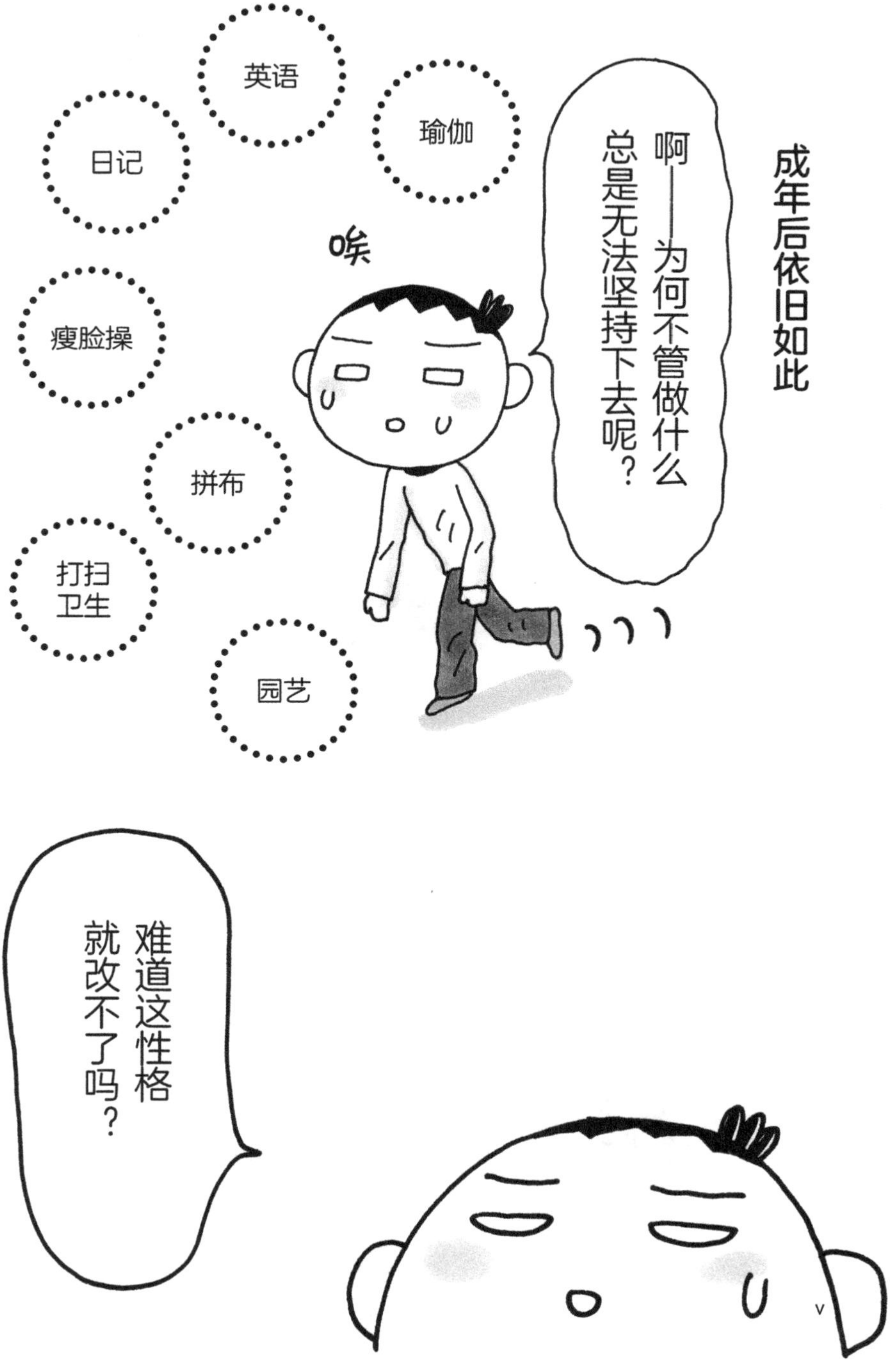
成年后依旧如此
啊——为何不管做什么
总是无法坚持下去呢？
唉
英语
瑜伽
日记
瘦脸操
拼布
打扫卫生
园艺
难道这性格
就改不了吗？

此时知道了一本书

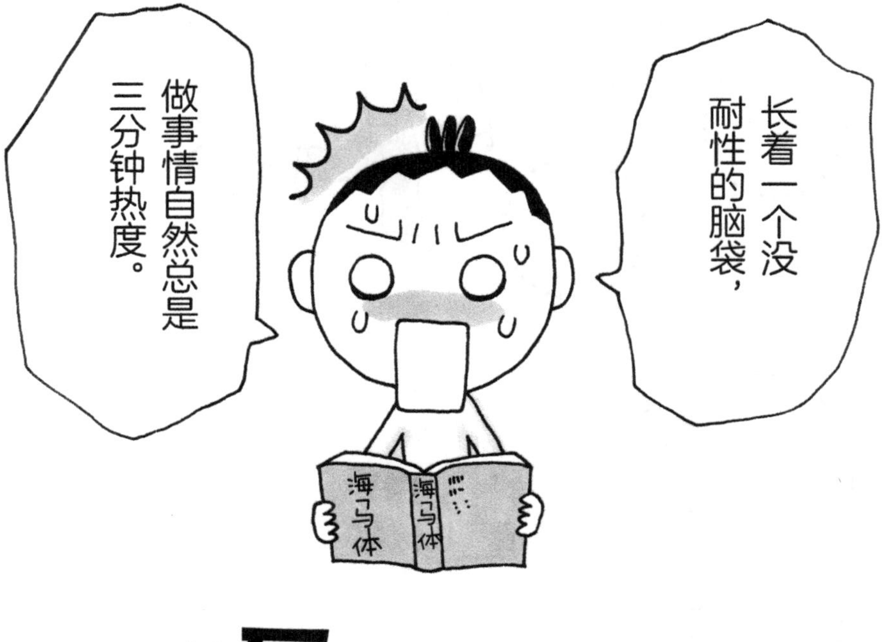
长着一个没耐性的脑袋，
做事情自然总是三分钟热度。
海马体
海马体

哐——

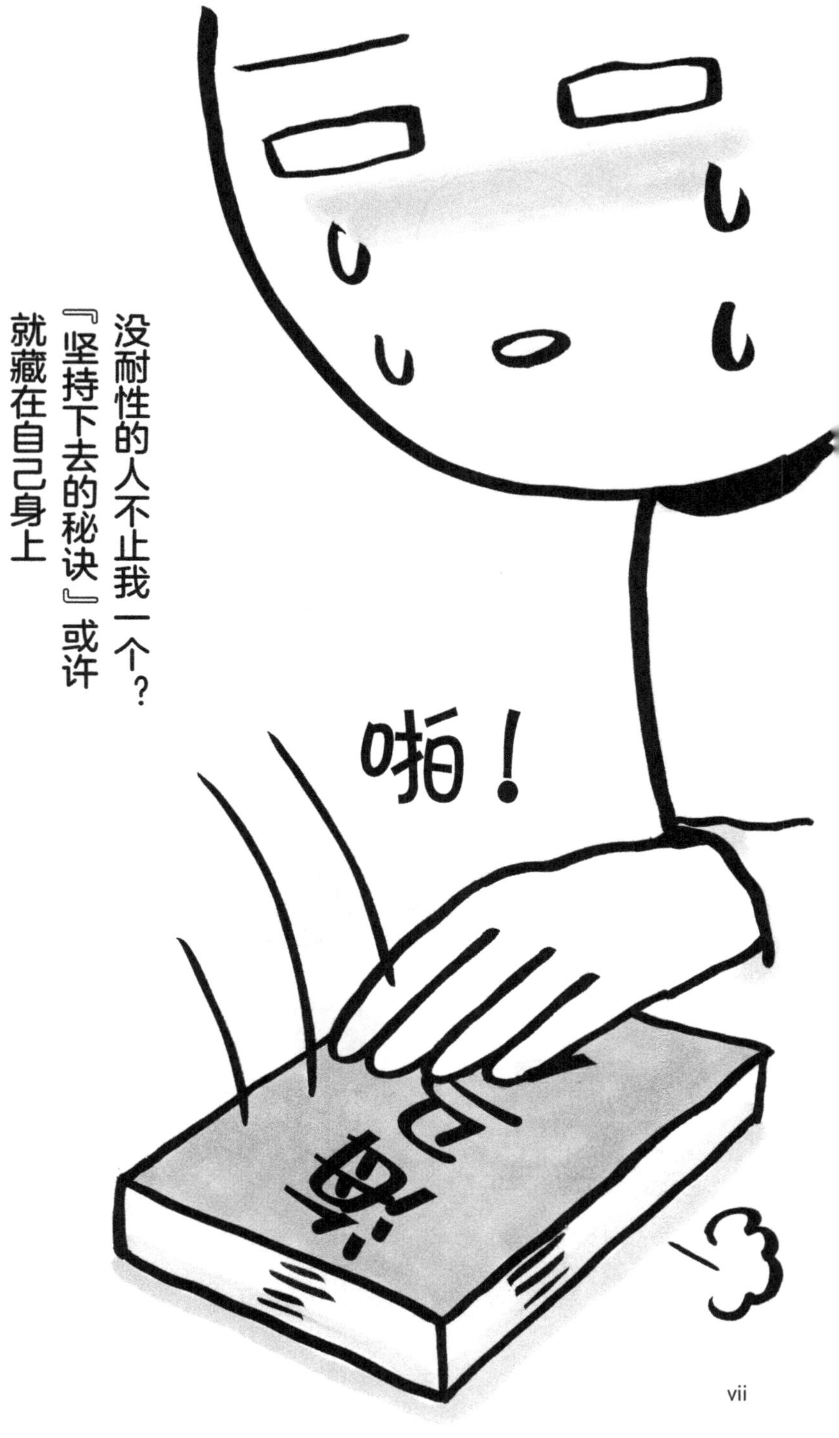
没耐性的人不止我一个？
『坚持下去的秘诀』或许
就藏在自己身上
啪！

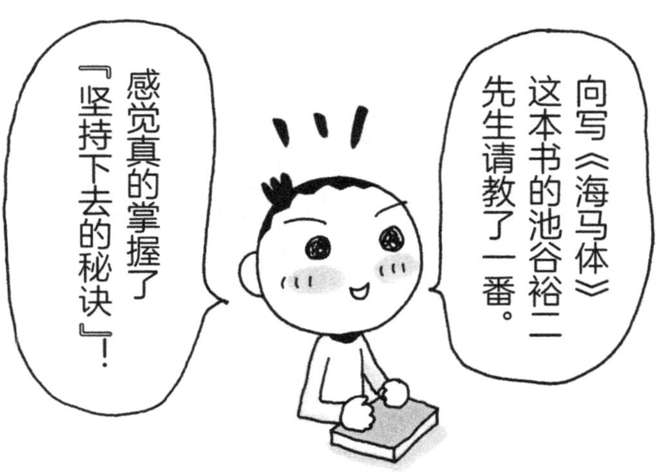
向写《海马体》这本书的池谷裕二先生请教了一番。
感觉真的掌握了『坚持下去的秘诀』！

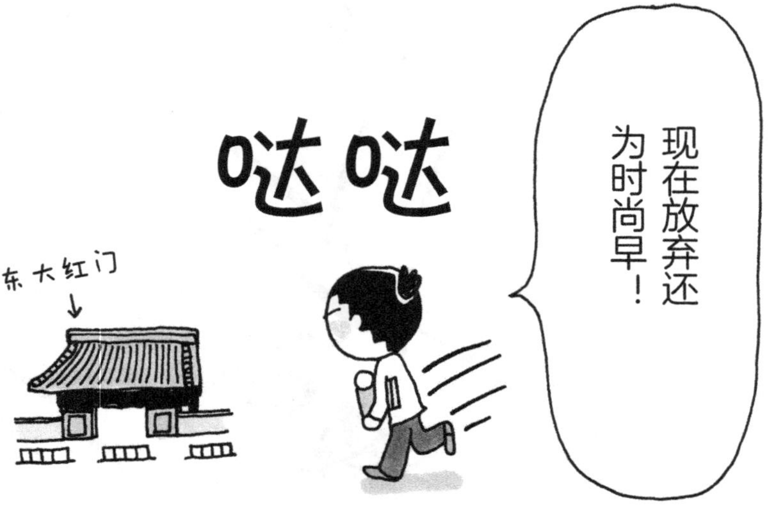
现在放弃还为时尚早！
哒哒
东大红门

目录

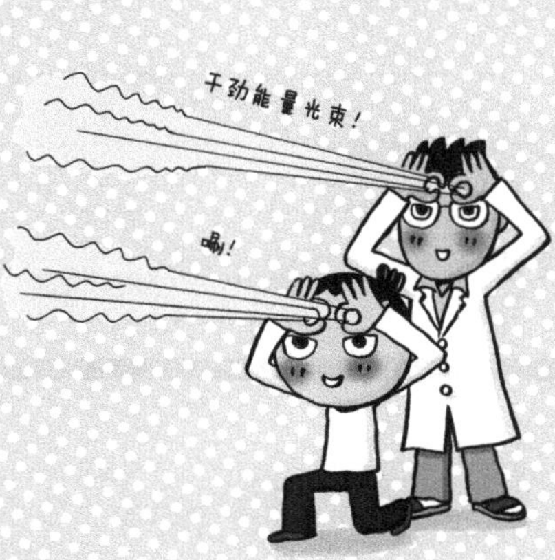

第 1 章
机制篇 1 1

大脑的法则① 人就是一个没有耐性的物种 3
大脑的法则② “干劲”需要我们主动前去迎接 15
大脑的法则③ 能够坚持下去的秘诀，就是欺骗大脑，
让苍白球工作起来 25
机制篇 1 小结 38

第 2 章
机制篇 2 39

开关 Ⓑ 41
开关 Ⓔ 51
开关 Ⓡ 61
开关 Ⓘ 71
机制篇 2 小结 82

第 3 章

试着去做吧 83

首先挑战坚持 20 天！ 84

01 最初的目标要定得小一点 90
02 饭吃八分饱 92
03 准备好奖励 94
04 在同一时间段去做 96
05 从装备入手 98
06 沉浸式妄想 100
07 拉上小伙伴 102
08 找到夸赞自己的人 104
09 坚持不下去是很正常的事 106
10 自己出钱 108
11 与现有的习惯接轨 110

12 到人前去做......112
13 即使没心思做，也要先过去再说......114
14 在乘坐交通工具时去做......116
15 为了他人而行动......118
16 不忘初心......120

参考文献......129
苍白球之歌......130
后记一（池谷裕二）......132
后记二（上大冈留）......143
文库版后记（上大冈留）......146

脑就在这儿!

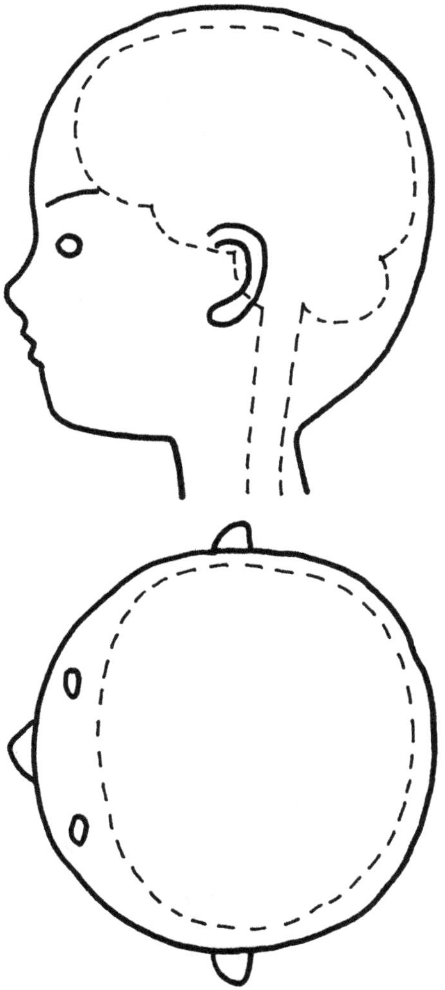

剖面图

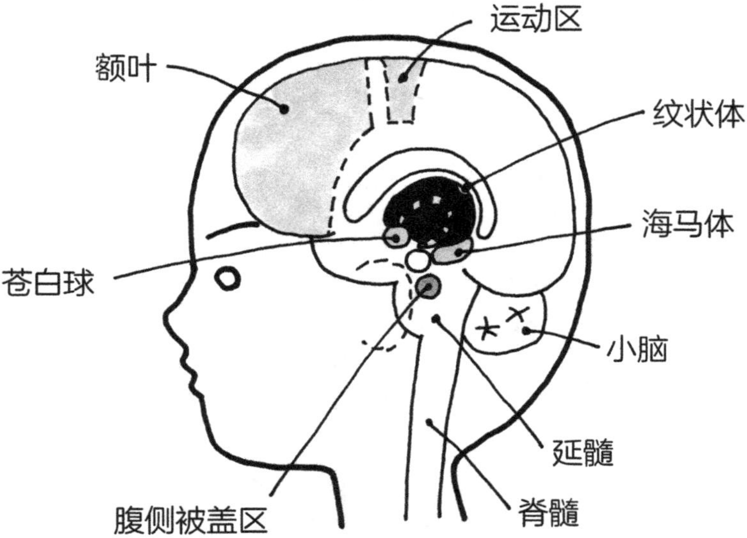

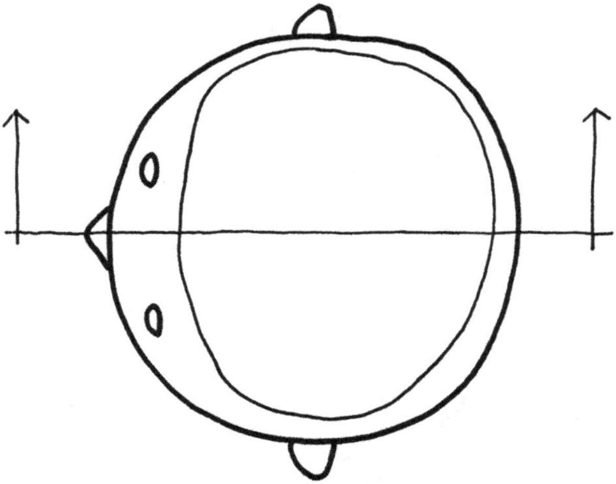

沿此处剖开得到上面的剖面图

第1章

机制篇

1

第一次踏进东大的校园

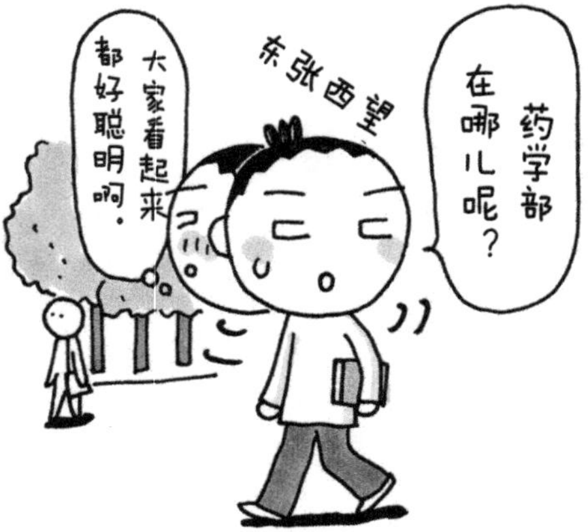
药学部在哪儿呢？
东张西望
大家看起来都好聪明啊。

大脑的法则①

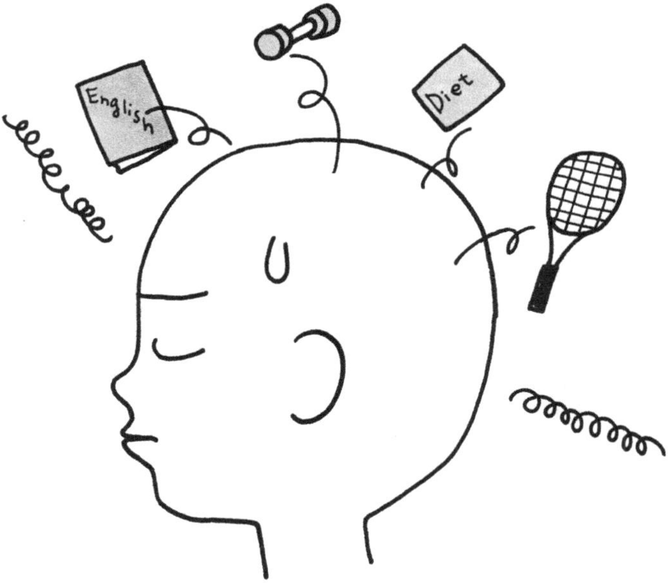

人就是一个没有耐性的物种

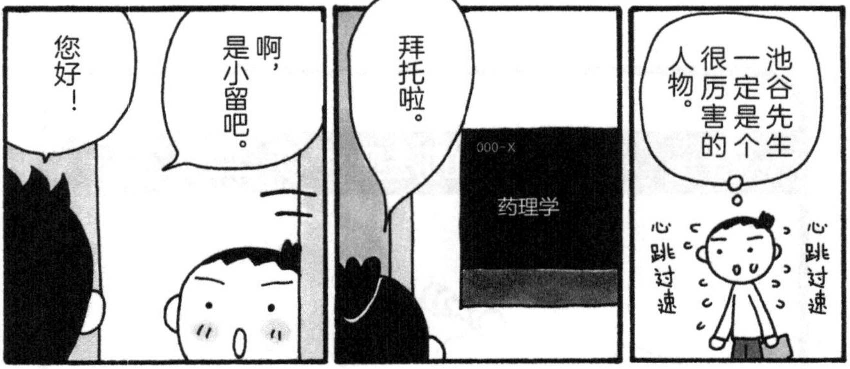
池谷先生一定是个很厉害的人物。
心跳过速
心跳过速
000-X
药理学
拜托啦。
啊，是小留吧。
您好！

池谷裕二 教授

东京大学药学部教授。1970 年生于静冈县。他对记忆、创意等脑的活动进行了简洁明了的介绍，受到各界高度评价。著有《强化记忆力》(『記憶力を強くする』)、《进化过度的大脑》(『進化しすぎた脳』)、《考试脑科学：脑科学中的高效记忆法》(2019 年人民邮电出版社出版)、《提高记忆力的秘密》(与系井重里合著，2009 年南海出版公司出版) 等。

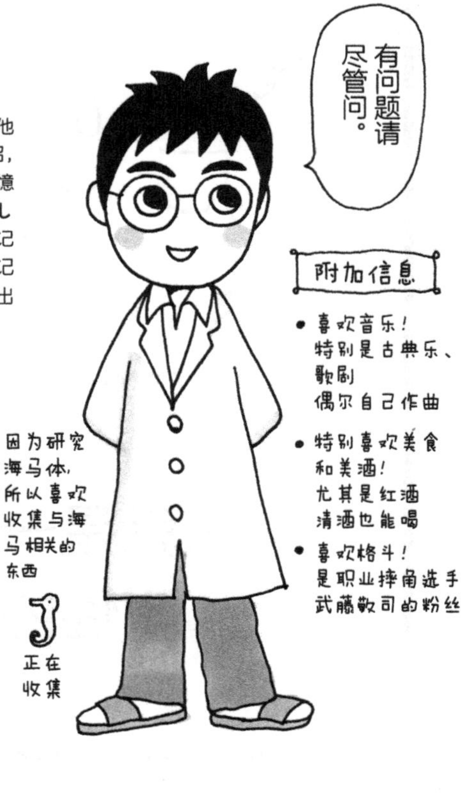
有问题尽管问。
附加信息
• 喜欢音乐！
特别是古典乐、歌剧
偶尔自己作曲
• 特别喜欢美食和美酒！
尤其是红酒
清酒也能喝
• 喜欢格斗！
是职业摔角选手武藤敬司的粉丝
因为研究海马体，所以喜欢收集与海马相关的东西
正在收集

做实验的池谷教授

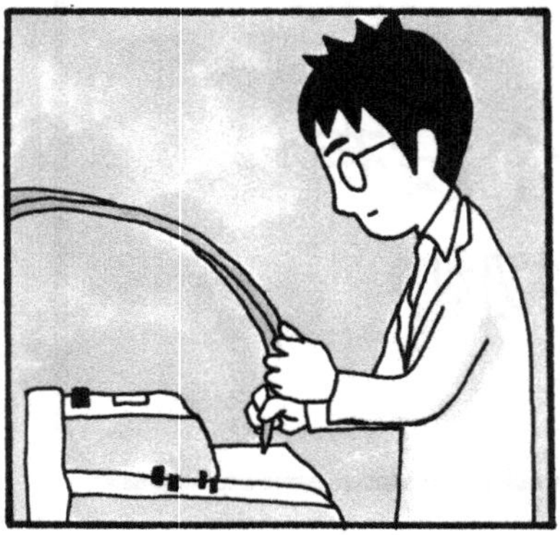

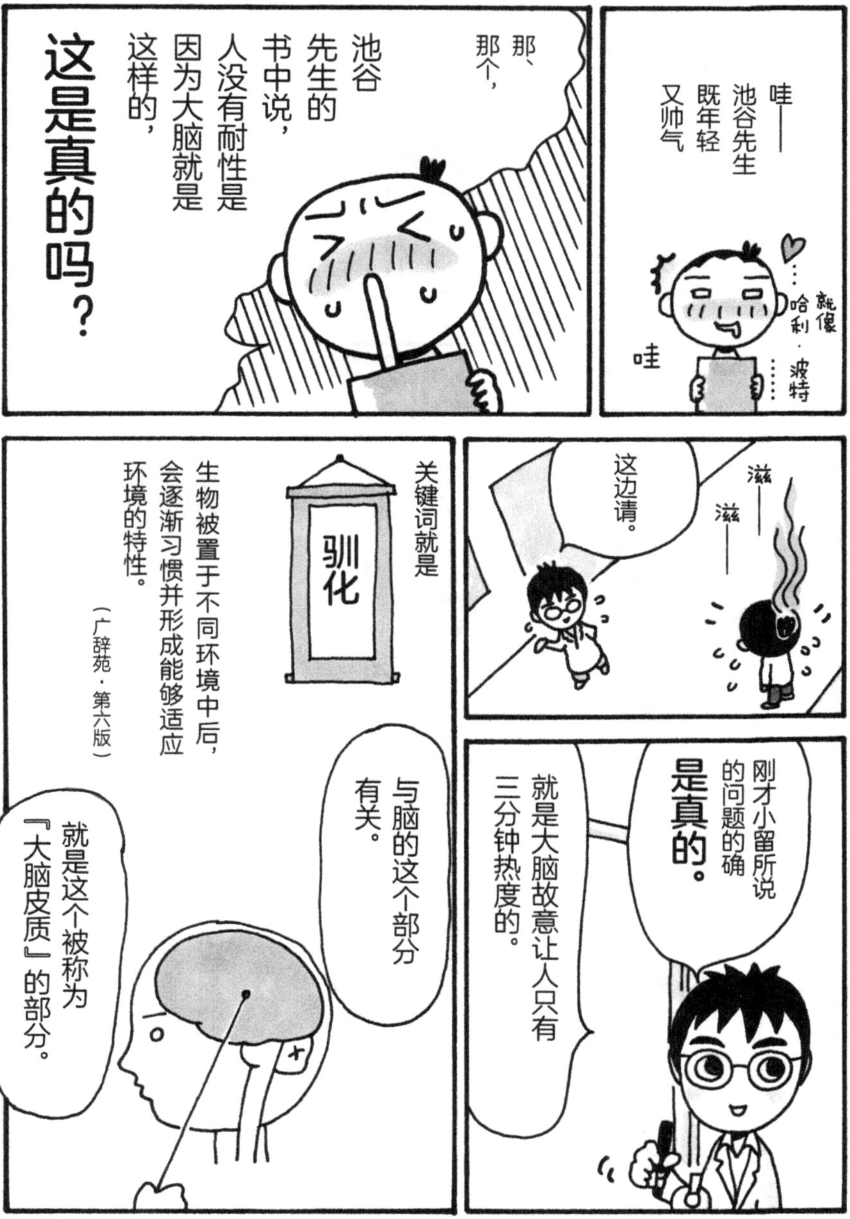

哇——池谷先生既年轻又帅气
就像……哈利·波特……
哇
那、那个，
池谷先生的书中说，人没有耐性是因为大脑就是这样的，
这是真的吗？
滋——
滋——
这边请。
刚才小留所说的问题的确是真的。
就是大脑故意让人只有三分钟热度的。
关键词就是
驯化
生物被置于不同环境中后，会逐渐习惯并形成能够适应环境的特性。
（广辞苑·第六版）
与脑的这个部分有关。
就是这个被称为『大脑皮质』的部分。

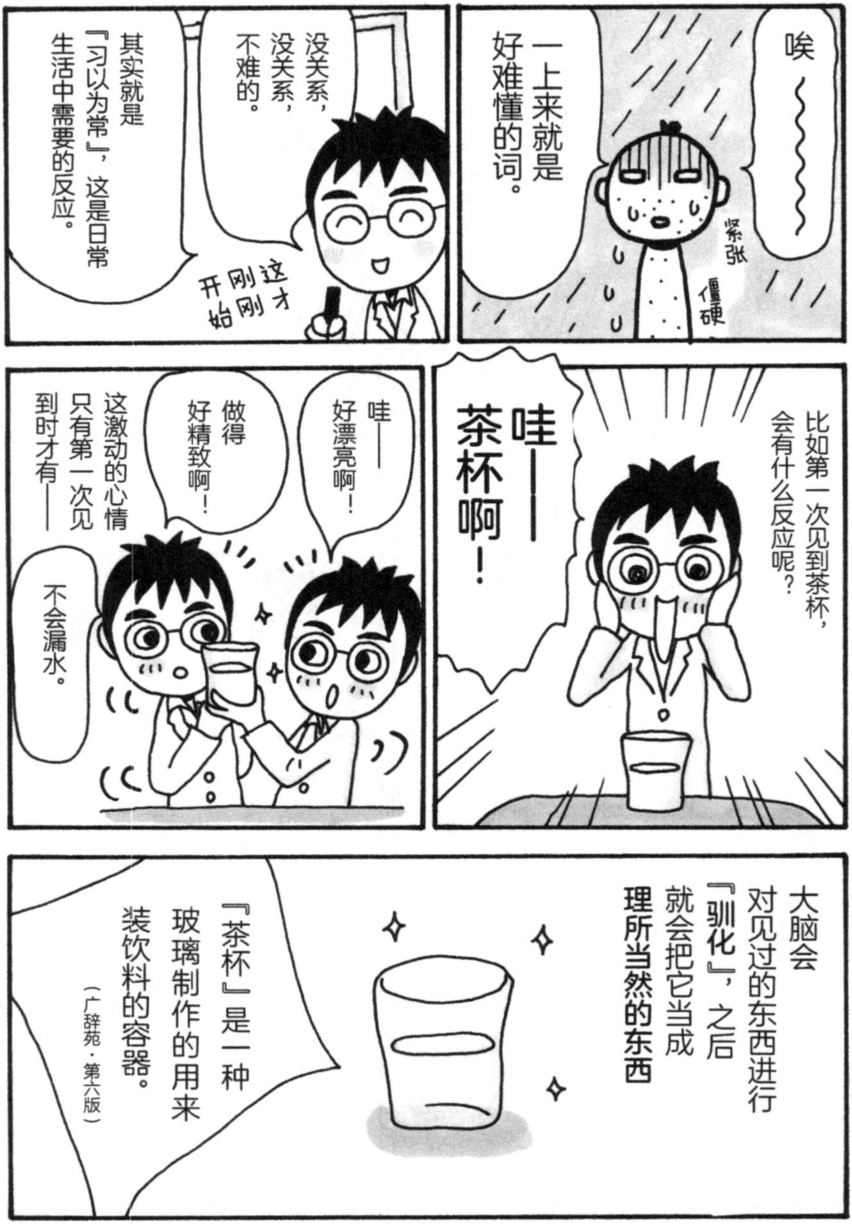
唉~~~
一上来就是好难懂的词。
紧张
僵硬
没关系，没关系，不难的。
这才刚刚开始
其实就是『习以为常』，这是日常生活中需要的反应。
比如第一次见到茶杯，会有什么反应呢？
哇——茶杯啊！
哇——好漂亮啊！
做得好精致啊！
这激动的心情只有第一次见到时才有——
不会漏水。
大脑会对见过的东西进行『驯化』，之后就会把它当成**理所当然的东西**
『茶杯』是一种玻璃制作的用来装饮料的容器。
（广辞苑·第六版）

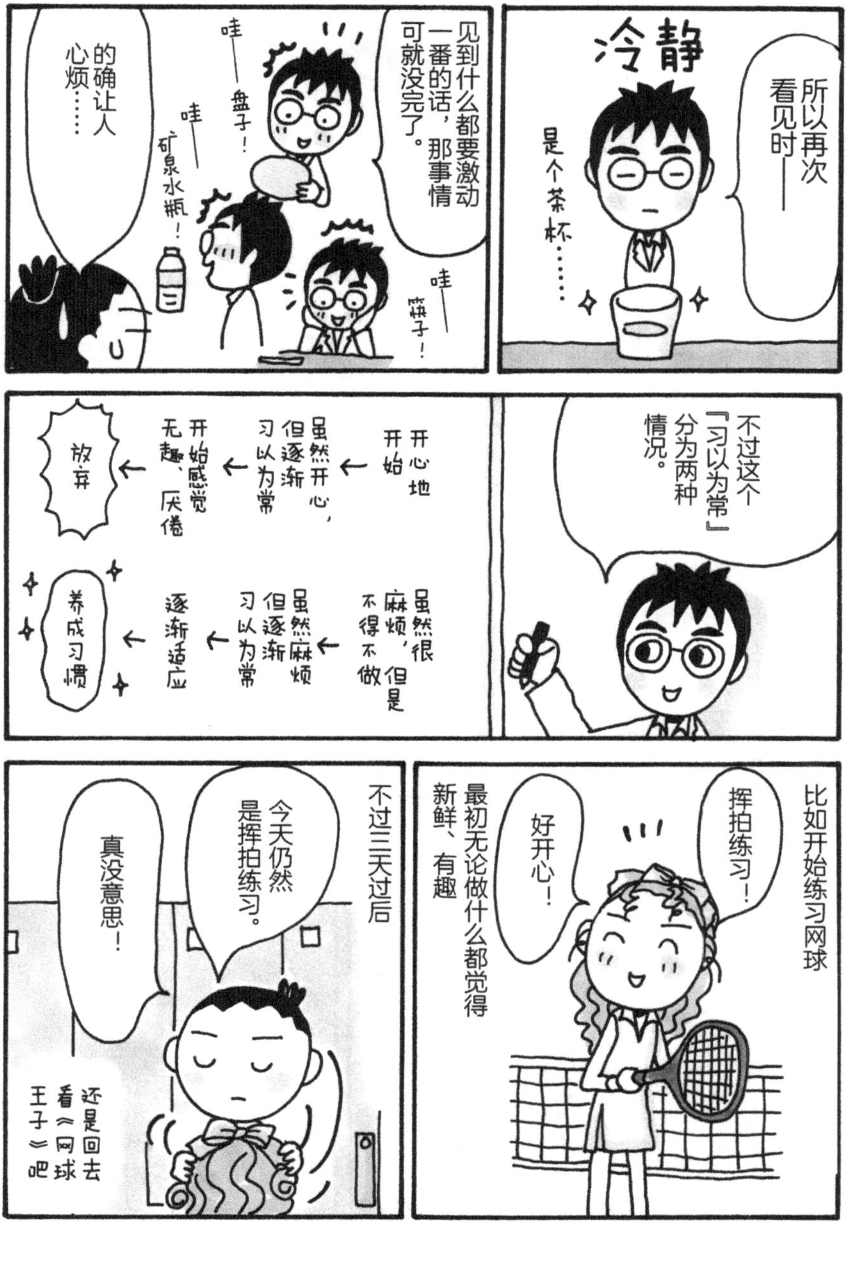
所以再次看见时——
冷静
是个茶杯……
见到什么都要激动一番的话，那事情可就没完了。
哇——盘子！
哇——矿泉水瓶！
哇——筷子！
的确让人心烦……
不过这个「习以为常」分为两种情况。
开心地开始
虽然开心，但逐渐习以为常
开始感觉无趣、厌倦
放弃
虽然很麻烦，但是不得不做
虽然麻烦但逐渐习以为常
逐渐适应
养成习惯
比如开始练习网球
挥拍练习！
好开心！
最初无论做什么都觉得新鲜、有趣
不过三天过后
今天仍然是挥拍练习。
真没意思！
还是回去看《网球王子》吧

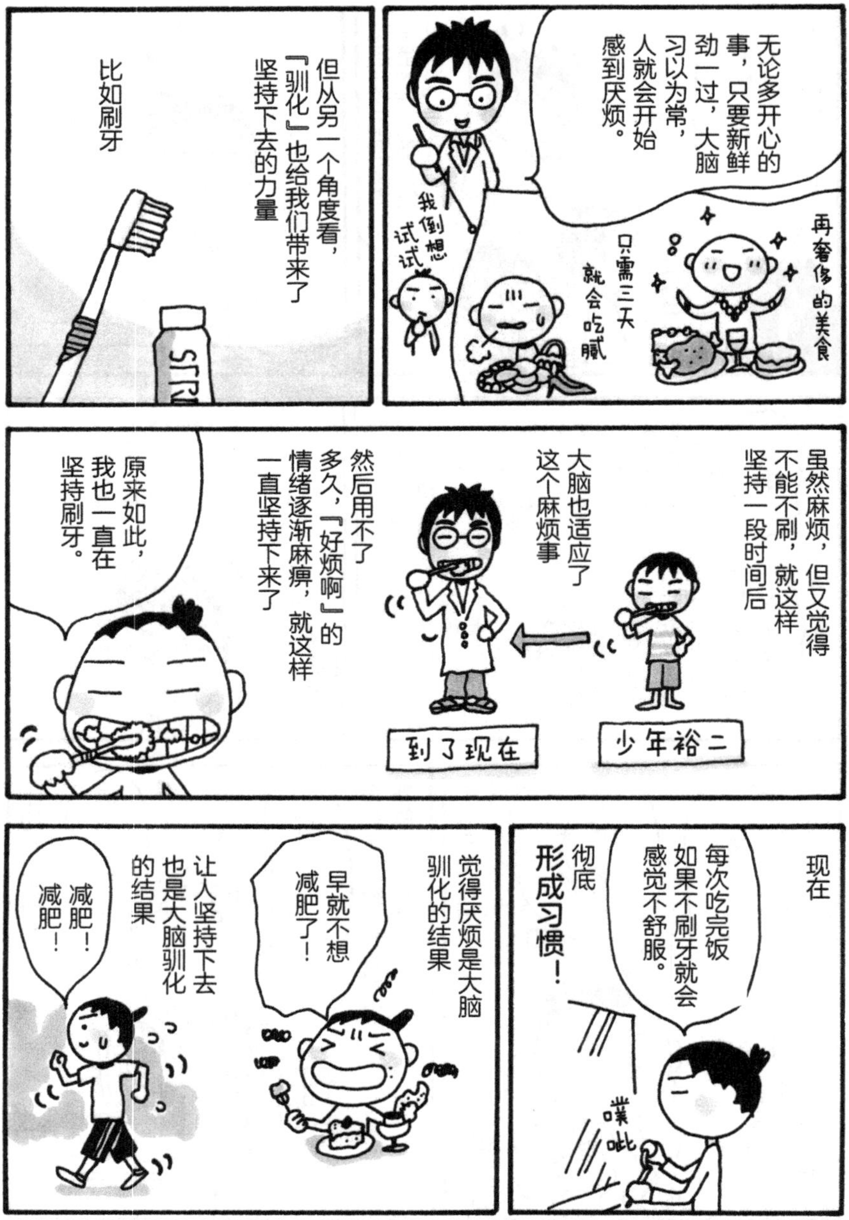
无论多开心的事，只要新鲜劲一过，大脑习以为常，人就会开始感到厌烦。
再奢侈的美食
只需三天就会吃腻
我倒想试试
但从另一个角度看，『驯化』也给我们带来了坚持下去的力量
比如刷牙
虽然麻烦，但又觉得不能不刷，就这样坚持一段时间后
少年裕二
大脑也适应了这个麻烦事
到了现在
然后用不了多久，『好烦啊』的情绪逐渐麻痹，就这样一直坚持下来了
原来如此，我也一直在坚持刷牙。
现在
每次吃完饭如果不刷牙就会感觉不舒服。
彻底形成习惯！
噗呲
觉得厌烦是大脑驯化的结果
早就不想减肥了！
让人坚持下去也是大脑驯化的结果
减肥！减肥！

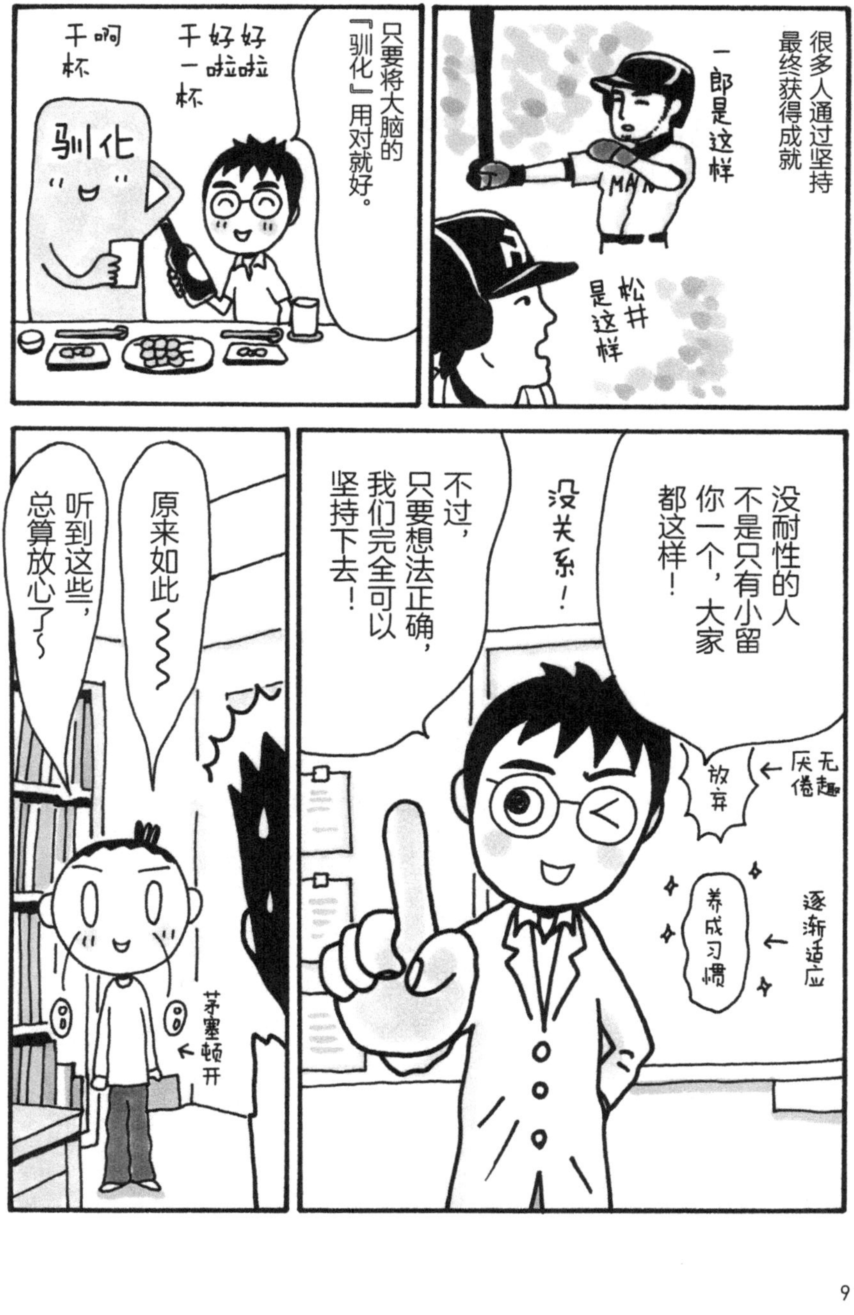
很多人通过坚持最终获得成就
一郎是这样
松井是这样
只要将大脑的『驯化』用对就好。
好啦好啦干一杯
啊干杯
驯化
没耐性的人不是只有小留你一个，大家都这样！
没关系！
不过，只要想法正确，我们完全可以坚持下去！
无趣厌倦
放弃
逐渐适应
养成习惯
原来如此～
听到这些，总算放心了～
茅塞顿开

怎样才能克服三分钟热度？

三分钟热度。

多么熟悉的字眼。

原来它是大脑健康运转所不可或缺的。太好了，再也没必要责备自己，并不是只有我这么没耐性。如果产生这样的想法并安于现状，继续过这种做什么都有始无终的生活，那本书就没有什么意义了。

之所以这样讲，是因为这种三分钟热度算是一种“天性”，但现实中有许多人能够克服它，并且最终通过坚持取得了很大成就。

比如，职业棒球选手一郎。据说他从小学一年级开始几乎没有一天不练习棒球。松井选手也明确说过，不持续努力，大多不会有好的结果[1]。

1　引自松井秀喜的著作『不動心』。

无论什么领域，“能够坚持”都是出成绩的前提，这一点毋庸置疑。不过，“能够坚持”是否只有那些特别的、有才能的人才可以做到呢？一郎、松井他们天生就不是那种只有三分钟热度的人吗？

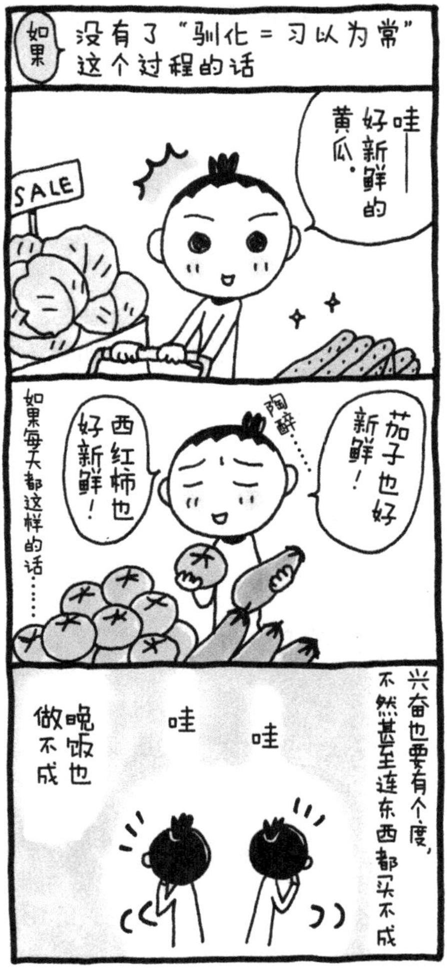
如果
没有了“驯化＝习以为常”这个过程的话
SALE
哇——好新鲜的黄瓜。
茄子也好新鲜！
陶醉……
西红柿也好新鲜！
如果每天都这样的话……
兴奋也要有个度，不然甚至连东西都买不成
晚饭也做不成
哇
哇

在此，池谷先生告诉我一件很有趣的事情。

驯化＝习以为常

习以为常这个词给人的第一印象并不太好。最初觉得很新鲜很有趣，可是当新鲜劲一过，就不再为之所动。

就像进入倦怠期的情侣的状态，总给人一种消极的印象。不过习以为常是生存所必需的反应，是大脑特意要这样的。

这里必须强调一下，习以为常分两种类型：一种是中途放弃的消极型，一种是能够持续下去的积极型。

无论多么没有耐性，几乎所有人会每天刷牙，这也属于习以为常。对“麻烦”习以为常后，就不再觉得麻烦，从而养成习惯。

既然这样，那只要利用好这一点，不就可以坚持下去了吗？就像每天刷牙一样，这样一来，挥拍练习也好，总是半途而废的英语学习也好，就都能够坚持下来了。

关键在于要让大脑往正确的方向去。现在感觉“坚持下去的秘诀”的确存在。

那么，关于那个“坚持下去的秘诀”，接下来向池谷先生一一请教吧！

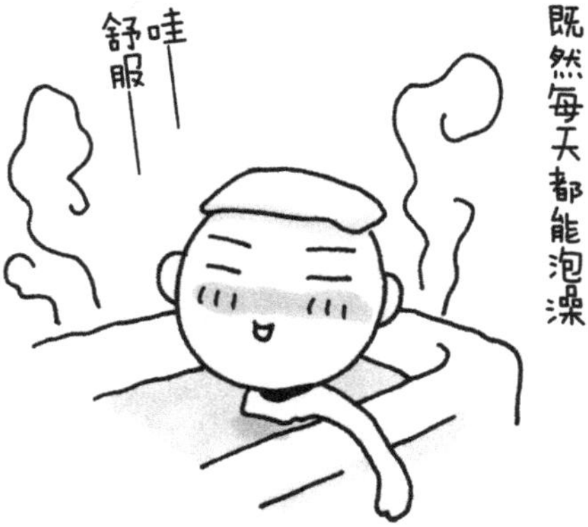
既然每天都能泡澡
哇
舒服

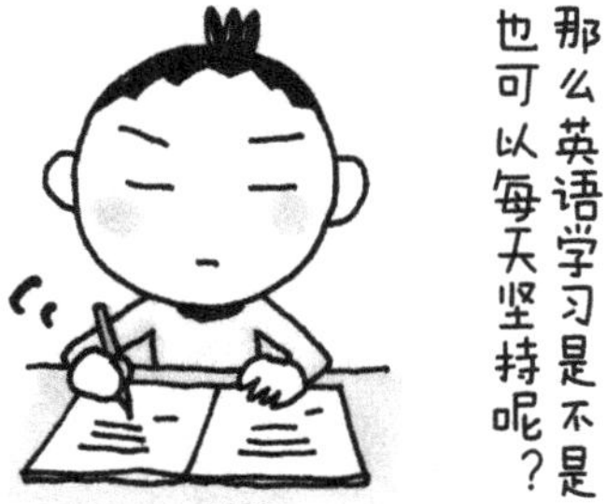
那么英语学习是不是
也可以每天坚持呢？

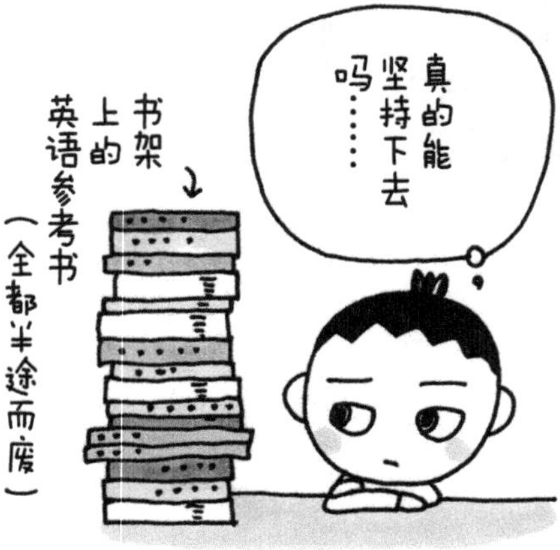
真的能坚持下去吗……
书架上的英语参考书（全都半途而废）

大脑的法则②

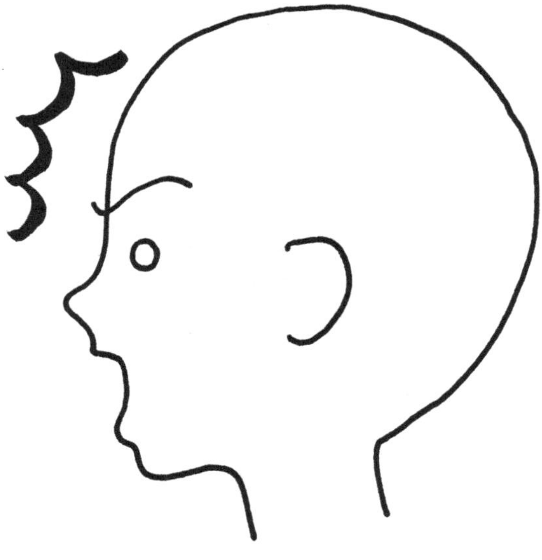

“干劲”需要我们主动前去迎接

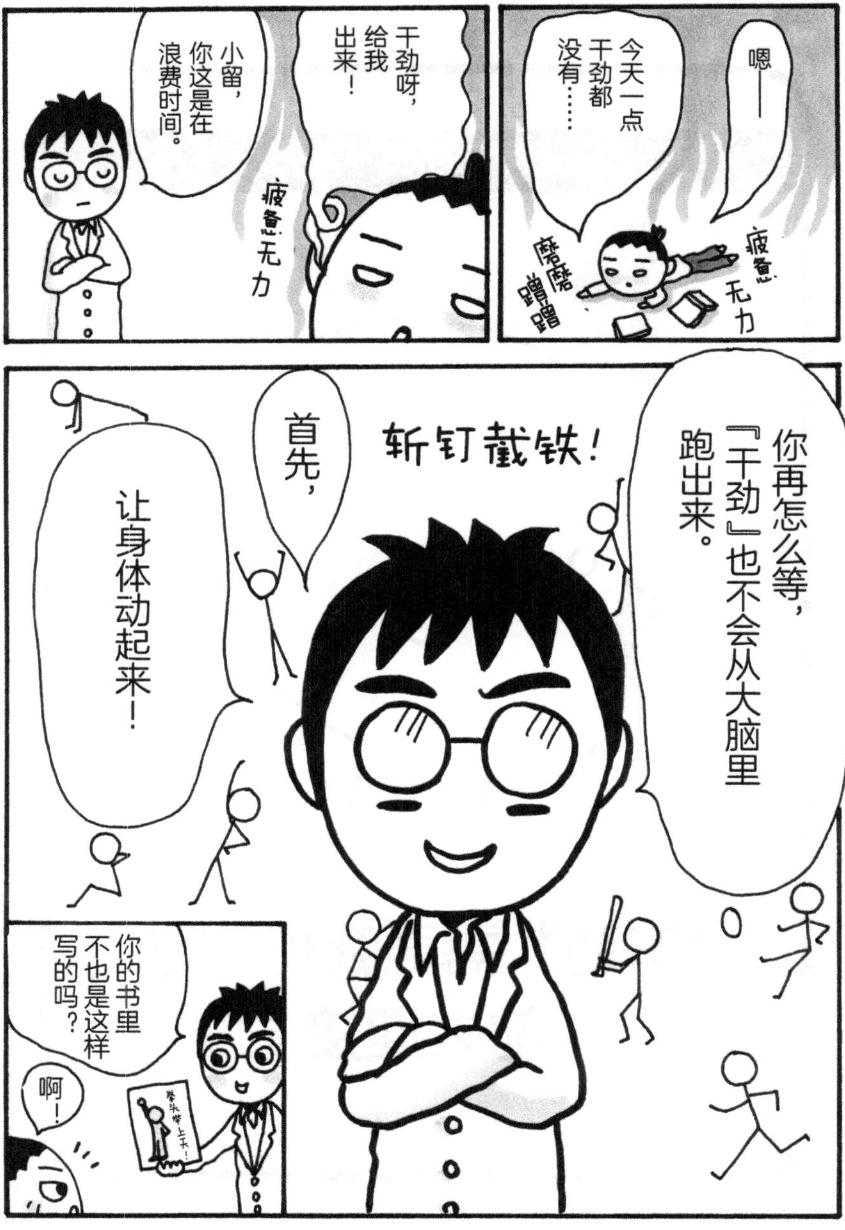
嗯——
今天一点干劲都没有……
疲惫无力
磨磨蹭蹭
干劲呀，给我出来！
小留，你这是在浪费时间。
疲惫无力
你再怎么等，『干劲』也不会从大脑里跑出来。
斩钉截铁！
首先，
让身体动起来！
你的书里不也是这样写的吗？
啊！

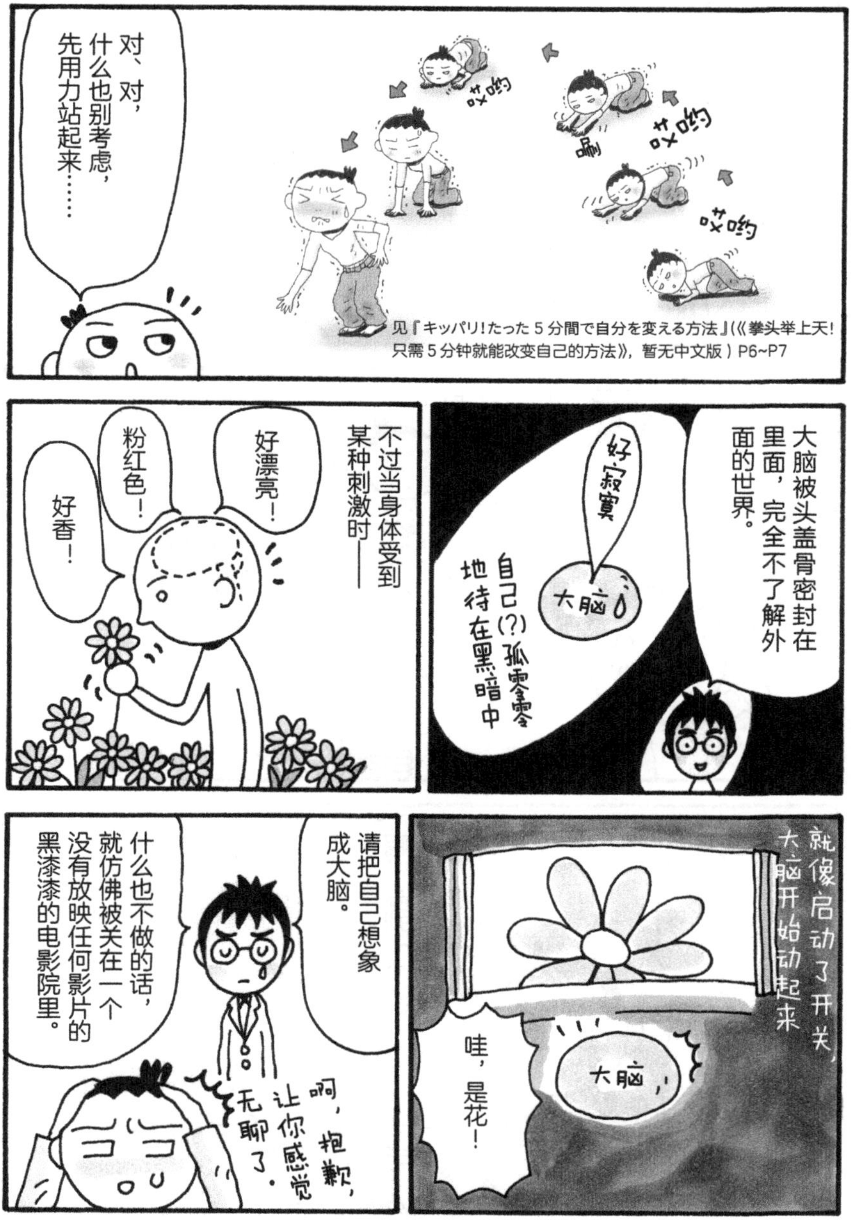
对、对，什么也别考虑，先用力站起来……
哎哟
哎哟
唰
哎哟
见『キッパリ！たった 5 分間で自分を変える方法』（《拳头举上天！只需 5 分钟就能改变自己的方法》，暂无中文版）P6~P7
大脑被头盖骨密封在里面，完全不了解外面的世界。
好寂寞
大脑
自己（?）孤零零地待在黑暗中
不过当身体受到某种刺激时——
好漂亮！
粉红色！
好香！
就像启动了开关，大脑开始动起来
哇，是花！
大脑
请把自己想象成大脑。
什么也不做的话，就仿佛被关在一个没有放映任何影片的黑漆漆的电影院里。
啊，抱歉，让你感觉无聊了。

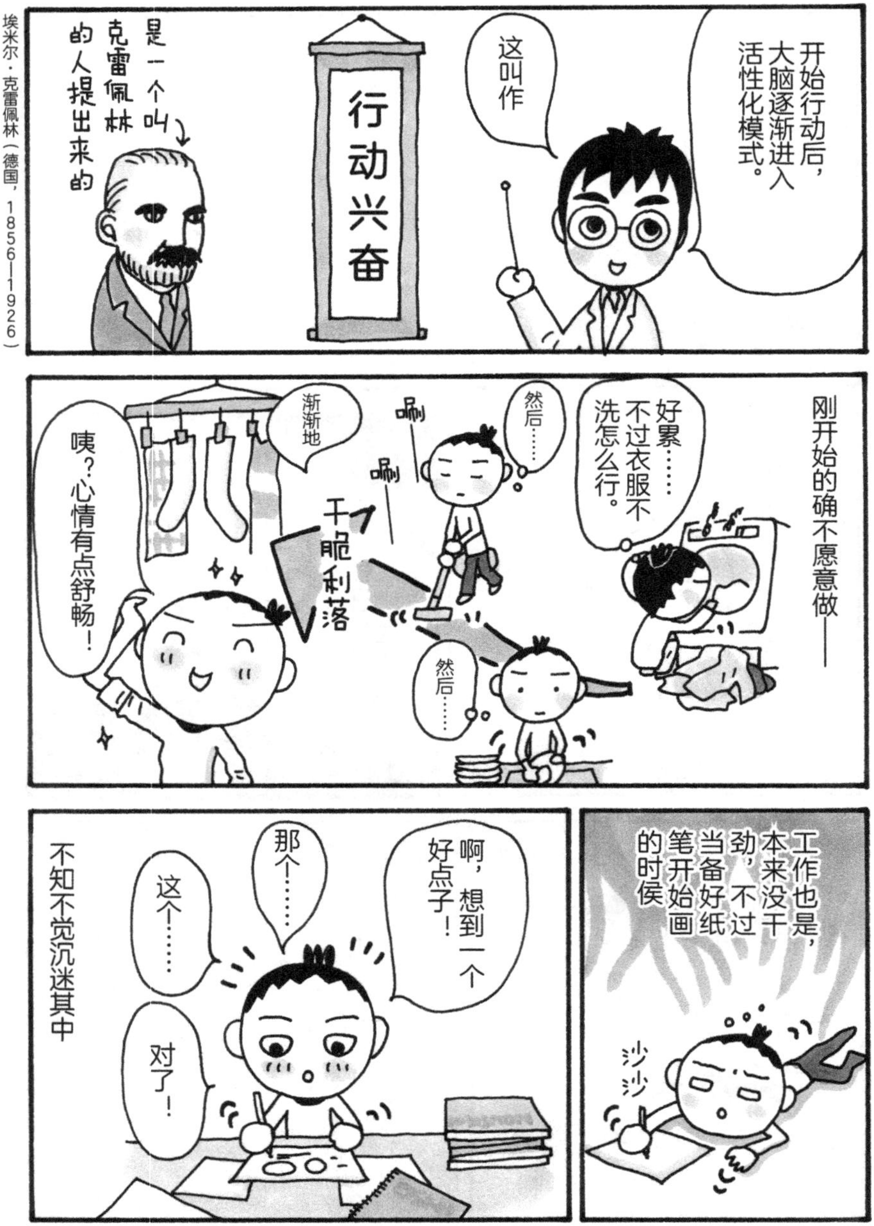
开始行动后，大脑逐渐进入活性化模式。
这叫作
行动兴奋
是一个叫克雷佩林的人提出来的
埃米尔·克雷佩林（德国，1856—1926）
刚开始的确不愿意做——
好累……不过衣服不洗怎么行。
然后……
唰
唰
干脆利落
然后……
渐渐地
咦？心情有点舒畅！
工作也是，本来没干劲，不过当备好纸笔开始画的时候
沙沙
啊，想到一个好点子！
那个……
这个……
对了！
不知不觉沉迷其中

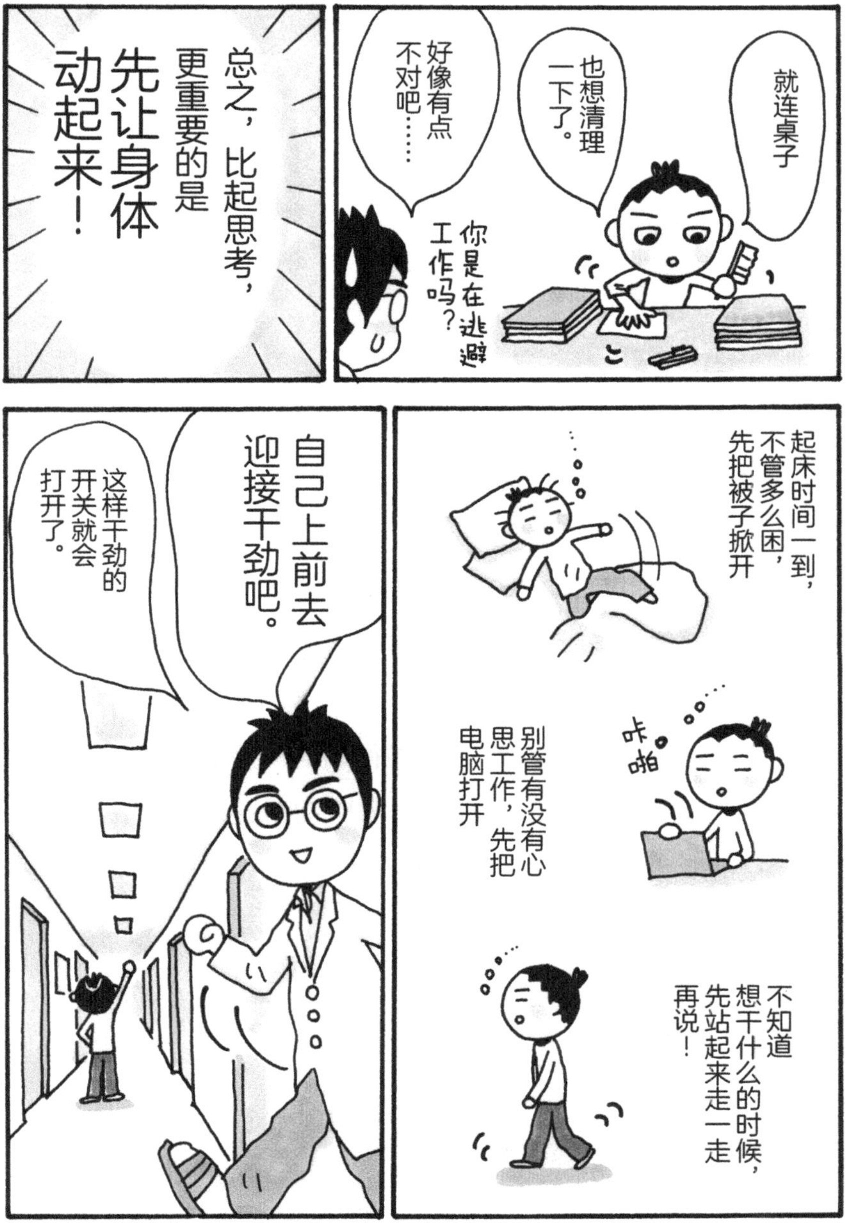

就连桌子也想清理一下了。
好像有点不对吧……
你是在逃避工作吗？
总之，比起思考，更重要的是先让身体动起来！
起床时间一到，不管多么困，先把被子掀开
咔啪
别管有没有心思工作，先把电脑打开
不知道想干什么的时候，先站起来走一走再说！
自己上前去迎接干劲吧。
这样干劲的开关就会打开了。

骗过大脑激发干劲！

原来是这样啊！

原来身体是打开干劲的开关啊！

原来如此。通过池谷先生的讲解，之前觉得不可思议的事情，也都完全理解了。《拳头举上天》里介绍的举拳振臂的动作正具有这样的作用。

一上来就用大脑思考的话，就会觉得好麻烦。因此我们要先撇开大脑，把注意力集中到腿上，先站起来。哪怕只是站起来，心气也会发生改变。接下来举起双拳，咦，好像有干劲了……（强烈建议没做过的朋友试一下。）

不是**先有了干劲才举起拳头，**

而是**先举起拳头才感觉来了干劲。**

这可不是偶然现象，大脑的构造就是这样的。池谷先生接着说："早上唤醒身体，所以起床。看电视笑了，所以感觉有意思。因为哭泣，所以感觉悲伤。身体活动的确是一种反射。不过大脑也受身体的引领，从而出现'啊，是这样啊'的反应。"

莫非**大脑很容易上当？**如果让身体先动起来，**大脑就会上当从而产生干劲，是这样吗？**

答案是 yes！

即使不想打扫卫生，只要先把吸尘器拿出来，你就自然而然开始打扫。即使没心思工作，只要往电脑前一坐，打开电源，自然就开始写作。只要进了厨房，就自然开始切菜，开始切菜就会把锅坐上灶火或者煮上饭。明明最初没有干劲，但不知不觉中就忙得不亦乐乎了。

另外，在持续学习或持续做其他事情的过程中，一定会出现"习以为常的阶段"。在这个阶段，新鲜劲逐渐褪去，不想再继续下去的情绪滚滚袭来。这样的时刻一定会到来的。

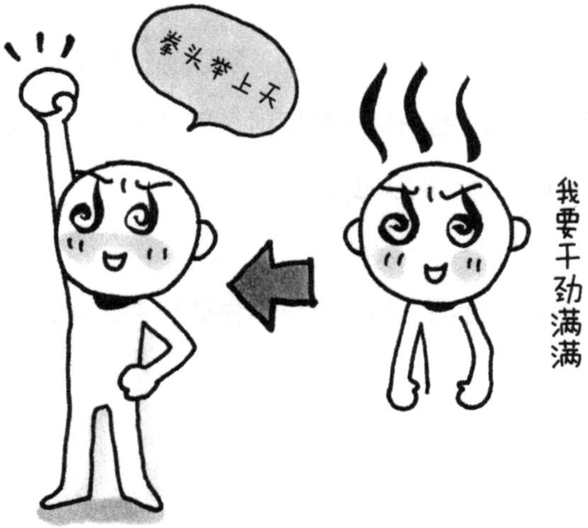
拳头举上天
我要干劲满满

并非如此

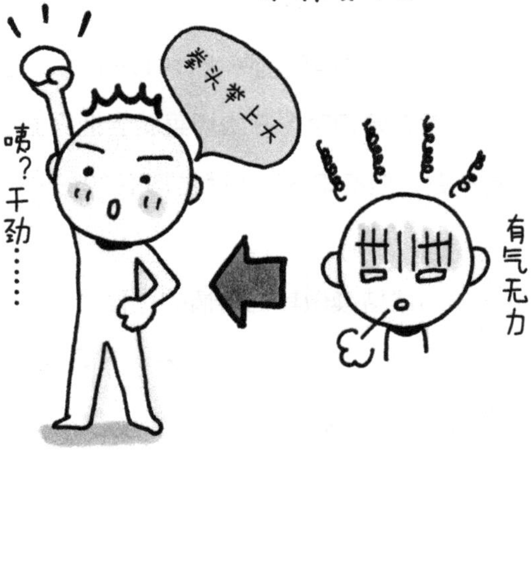
咦？干劲……
拳头举上天
有气无力

当这种情况出现时，哪怕再辛苦、再麻烦，也一定要先将身体置于相应场景再说，即使心不在焉也没关系。这样一来，大脑就会认为必须要做，从而调动出干劲。

知道了这一点你就会明白，满脑子都是“不想做”“不想去”，其实就是在浪费时间。无论怎么等待，干劲也不会自己跑出来。我们必须上前去迎接，启动开关。这是“能够持续下去”的一个暗号。

那么，当大脑被身体调动，启动开关时，这个“干劲”到底来自大脑的什么地方呢？

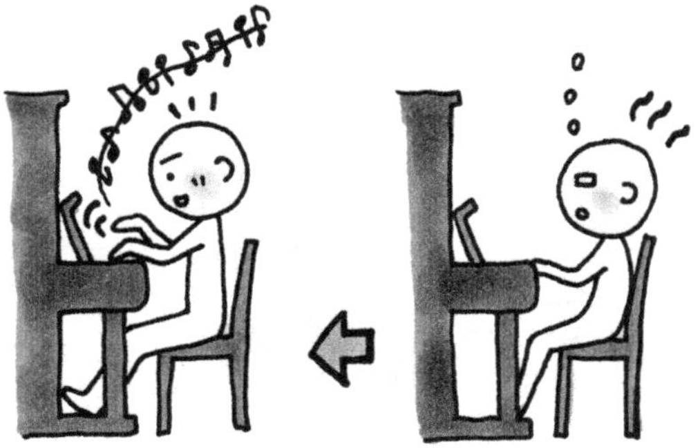

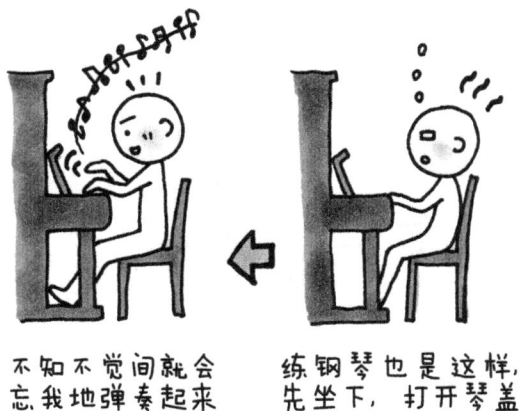

不知不觉间就会
忘我地弹奏起来

练钢琴也是这样，
先坐下，打开琴盖

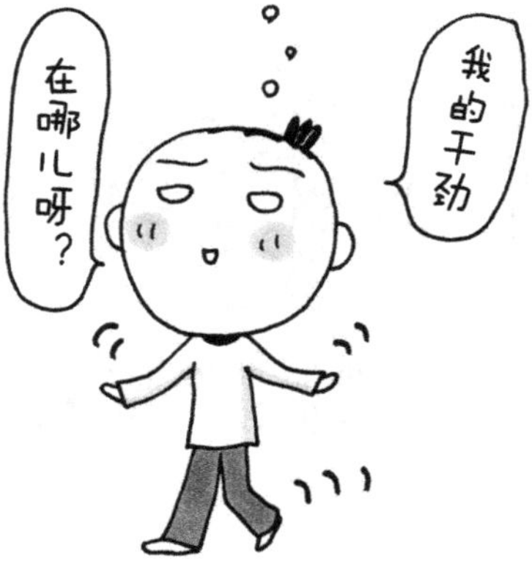

寻找干劲三千里
（找到之前早就出来了）

大脑的法则③

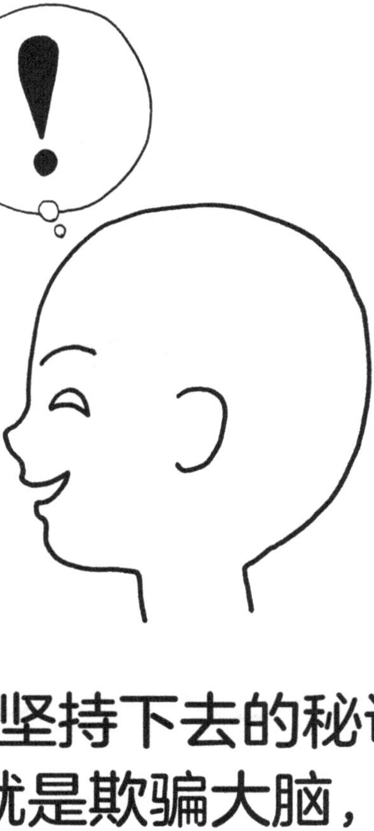

能够坚持下去的秘诀，
就是欺骗大脑，
让苍白球工作起来

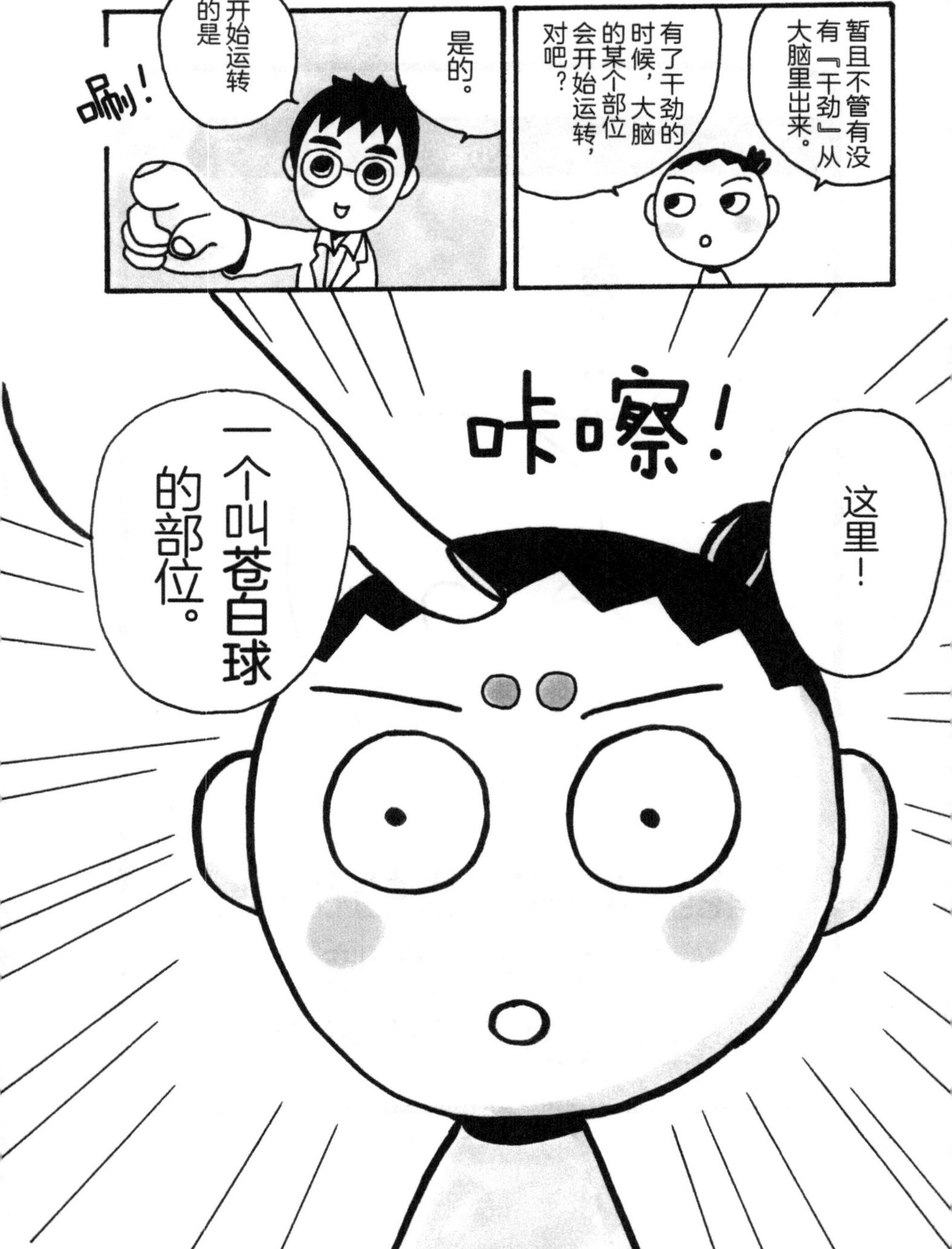
暂且不管有没有『干劲』从大脑里出来。
有了干劲的时候，大脑的某个部位会开始运转，对吧？
是的。
开始运转的是
唰！
咔嚓！
这里！
一个叫苍白球的部位。

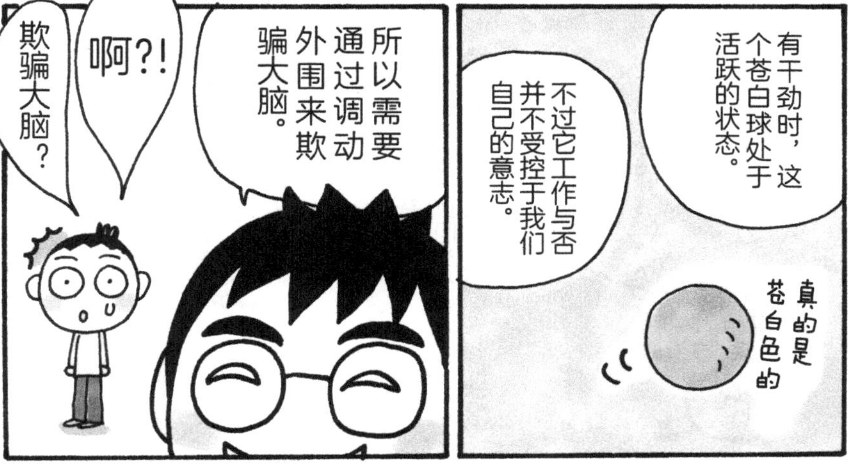
有干劲时，这个苍白球处于活跃的状态。
不过它工作与否并不受控于我们自己的意志。
真的是苍白色的
所以需要通过调动外围来欺骗大脑。
啊?!
欺骗大脑？

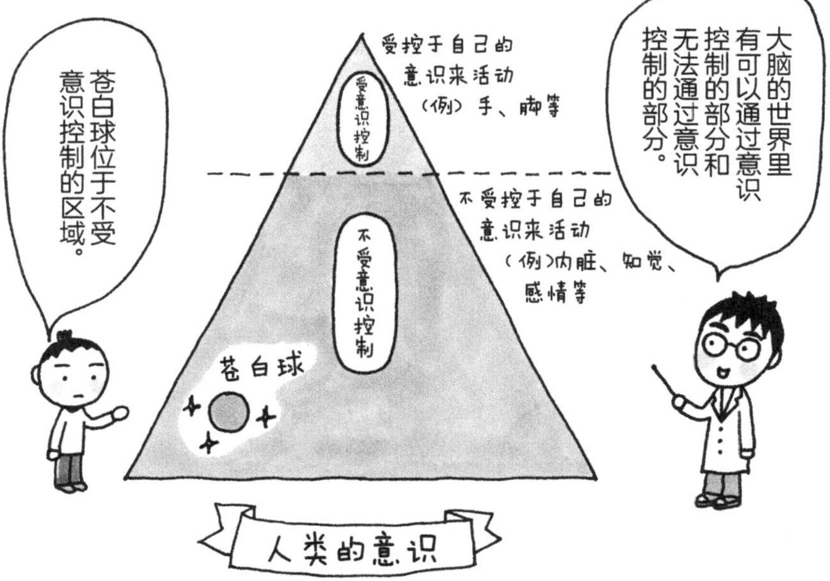
大脑的世界里有可以通过意识控制的部分和无法通过意识控制的部分。
受控于自己的意识来活动
（例）手、脚等
受意识控制
不受控于自己的意识来活动
（例）内脏、知觉、感情等
不受意识控制
苍白球
苍白球位于不受意识控制的区域。
人类的意识

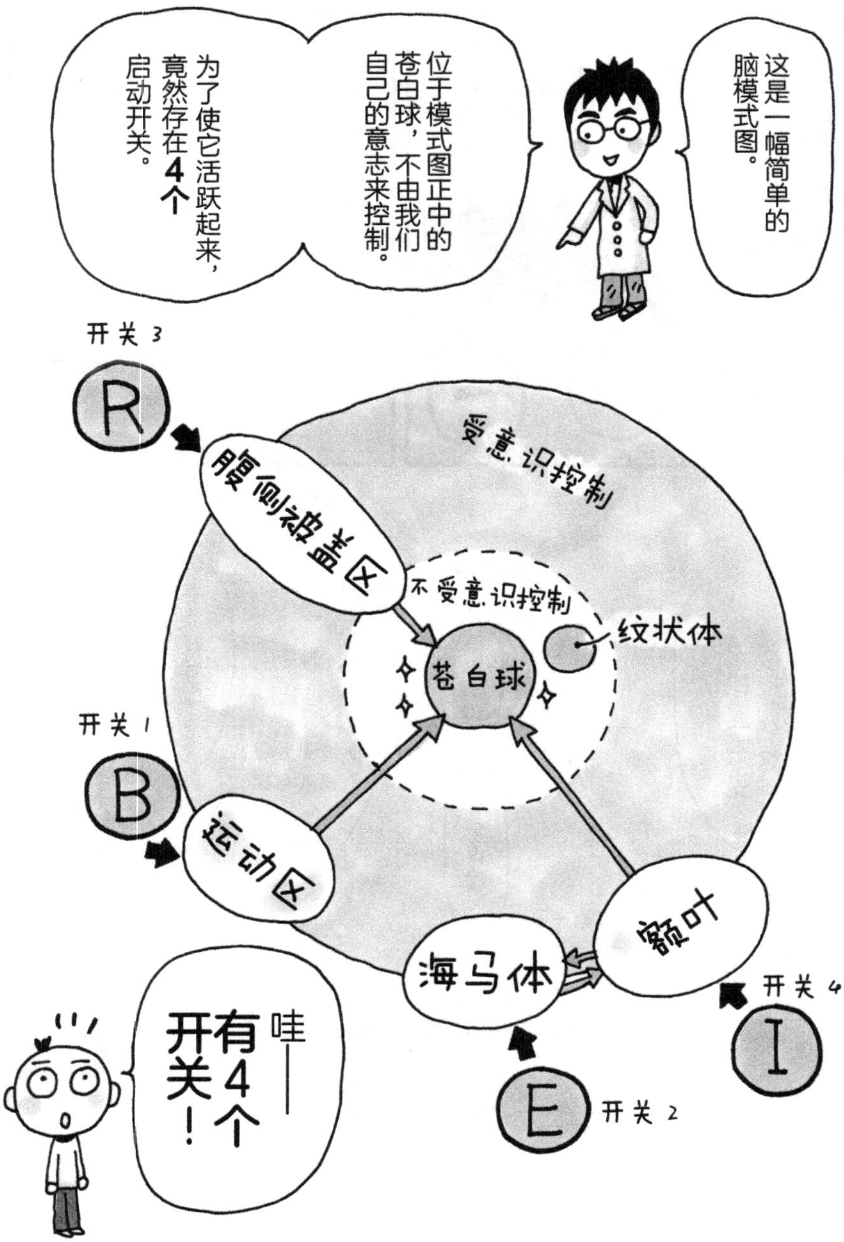
这是一幅简单的脑模式图。
位于模式图正中的苍白球，不由我们自己的意志来控制。
为了使它活跃起来，竟然存在4个启动开关。
开关3
R
腹侧被盖区
受意识控制
不受意识控制
纹状体
苍白球
开关1
B
运动区
额叶
海马体
开关4
I
E
开关2
哇——有4个开关！

开关 **B**

Body（让身体动起来）

该开关通过身体活动来控制。
它位于大脑的运动区。

开关 **E**

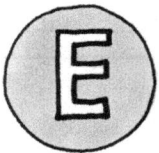

Experience（换一种与以往不同的做法）

该开关通过尝试新做法来控制。
它位于海马体。

开关 **R**

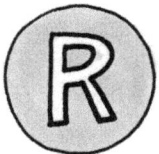

Reward（给予奖励）

该开关通过奖励（快感）来控制。
它位于腹侧被盖区。

开关 **I**

Ideomotor（沉浸其中）

该开关通过沉浸到想实现的目标中来控制。
它位于额叶。

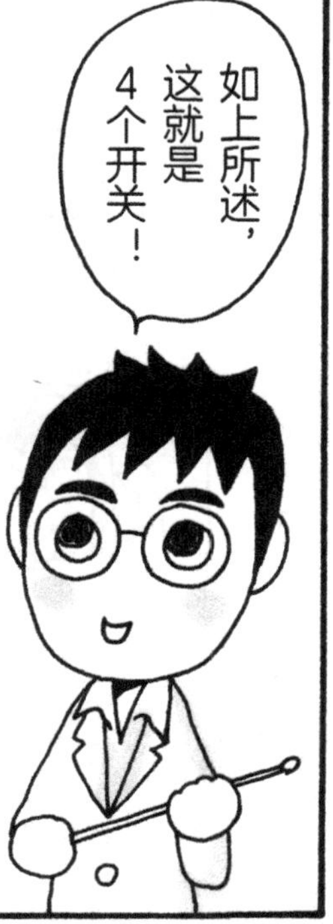
如上所述，这就是4个开关！

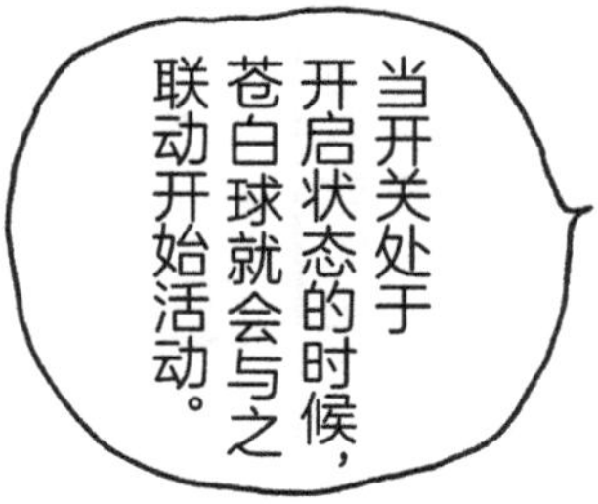
当开关处于开启状态的时候，苍白球就会与之联动开始活动。

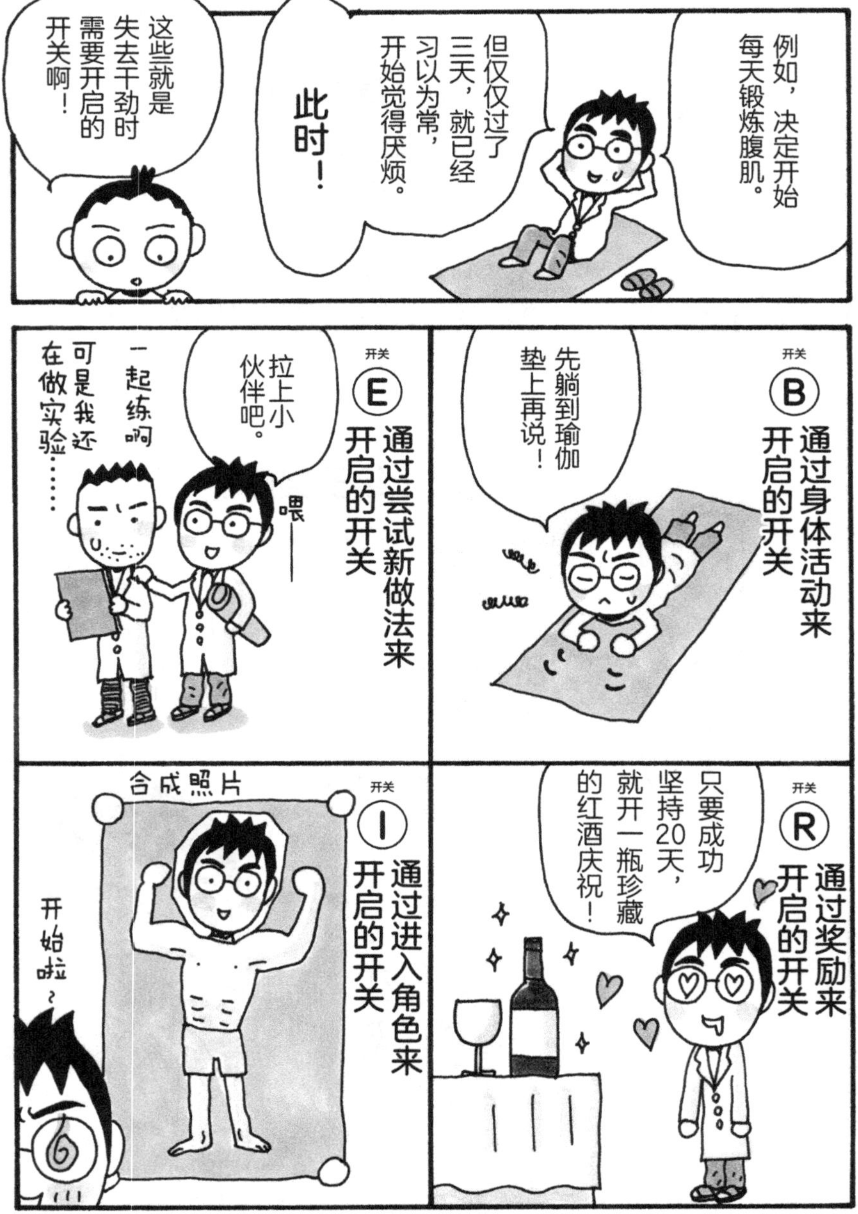
例如，决定开始每天锻炼腹肌。
但仅仅过了三天，就已经习以为常，开始觉得厌烦。
此时！
这些就是失去干劲时需要开启的开关啊！
开关 B
通过身体活动来开启的开关
先躺到瑜伽垫上再说！
开关 E
通过尝试新做法来开启的开关
拉上小伙伴吧。
喂——
一起练啊
可是我还在做实验……
开关 R
通过奖励来开启的开关
只要成功坚持20天，就开一瓶珍藏的红酒庆祝！
开关 I
通过进入角色来开启的开关
合成照片
开始啦~

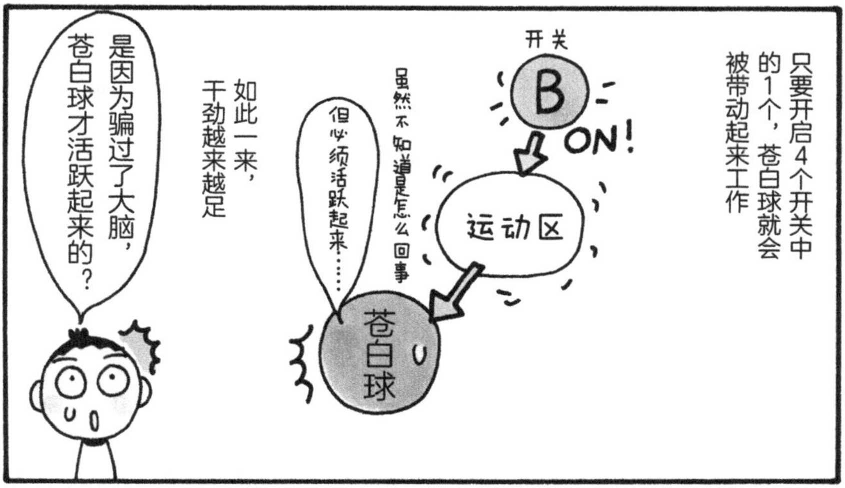
只要开启4个开关中的1个，苍白球就会被带动起来工作
开关
B
ON!
运动区
苍白球
虽然不知道是怎么回事
但必须活跃起来……
如此一来，干劲越来越足
是因为骗过了大脑，苍白球才活跃起来的？

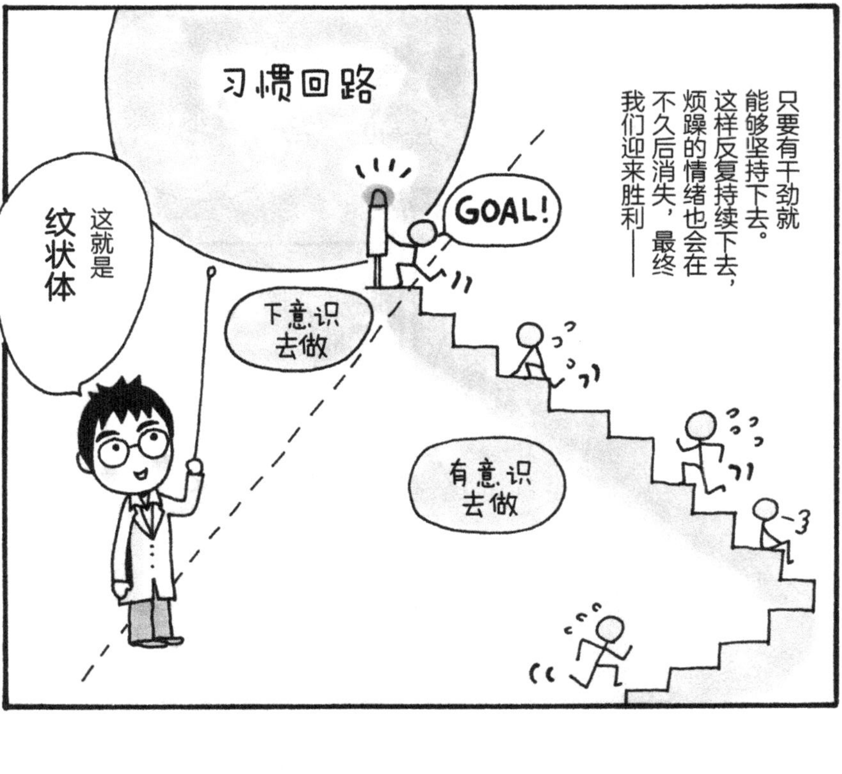
只要有干劲就能够坚持下去。这样反复持续下去，烦躁的情绪也会在不久后消失，最终我们迎来胜利——
习惯回路
GOAL!
下意识去做
有意识去做
这就是纹状体

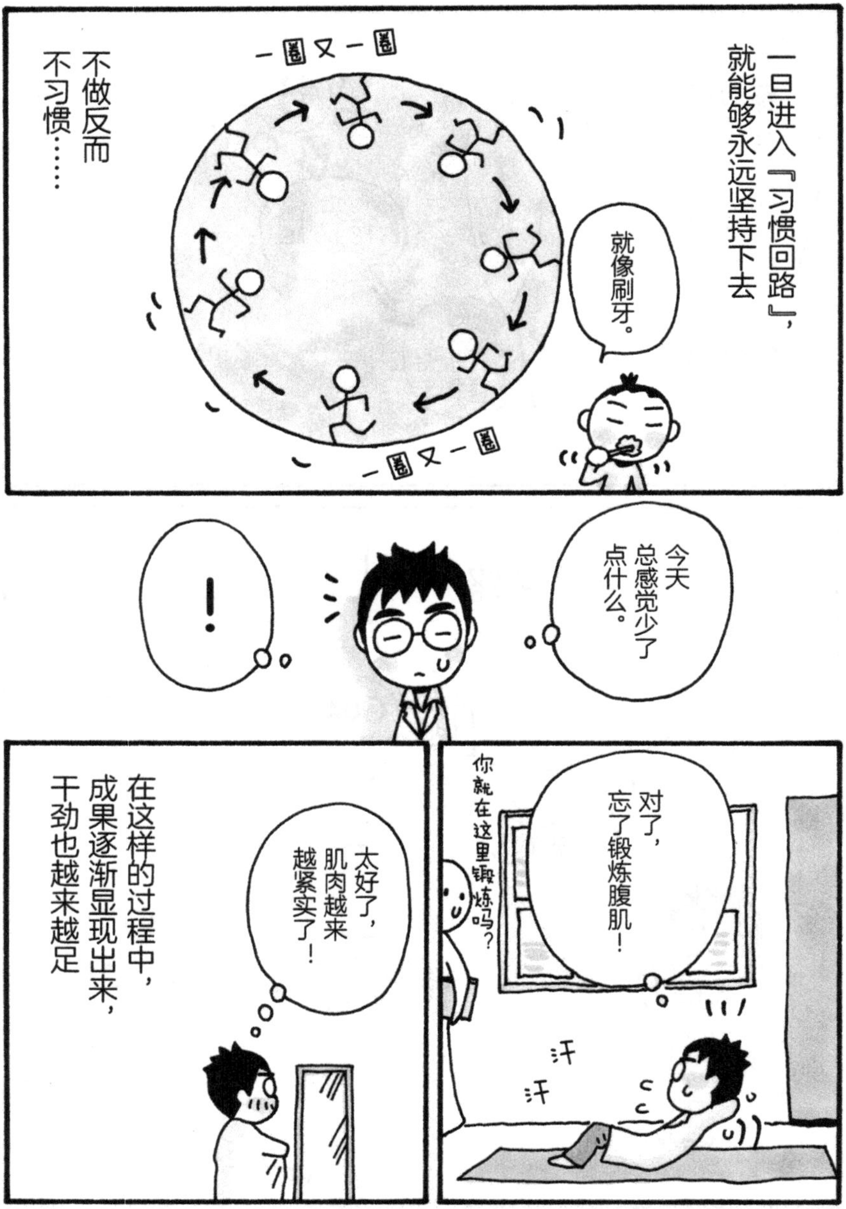

一旦进入『习惯回路』，就能够永远坚持下去
就像刷牙。
一圈又一圈
一圈又一圈
不做反而不习惯……
今天总感觉少了点什么。
！
对了，忘了锻炼腹肌！
你就在这里锻炼吗？
汗
汗
在这样的过程中，成果逐渐显现出来，干劲也越来越足
太好了，肌肉越来越紧实了！

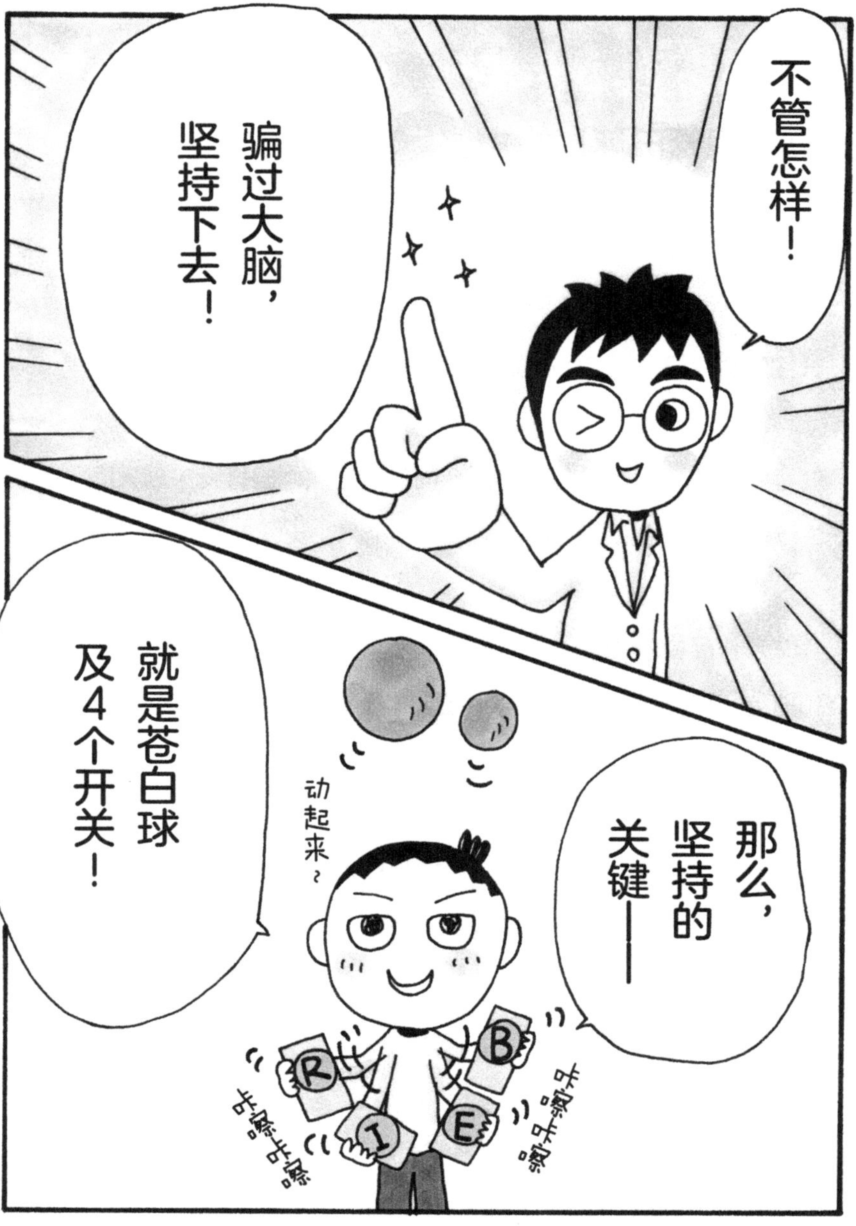
不管怎样！
骗过大脑，坚持下去！
那么，坚持的关键——
动起来~
咔嚓咔嚓
咔嚓咔嚓
就是苍白球及4个开关！

干劲来自苍白球！

终于，我们来到了核心部分，就是这个叫作苍白球的球体。

我还是头一次听说苍白球这个词语。当然，自打我来到人间，苍白球就一直待在我的脑袋里。

文艺作品中对“球体”的表现，都有一种浓烈的冒险气氛，令人兴奋和期待。《南总里见八犬传》中是这样，《龙珠》中是这样，《犬夜叉》中也是这样。淡淡的苍白色更增添了一丝神秘色彩。

不过，苍白球存在一个问题，那就是它无法按我们自己的意志来工作。如果我们能够通过自己的意志来控制它，那么激发干劲将变得简单直接。

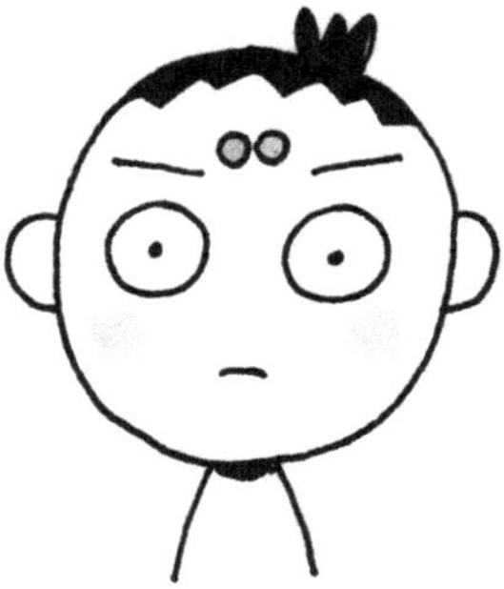

平常的时候

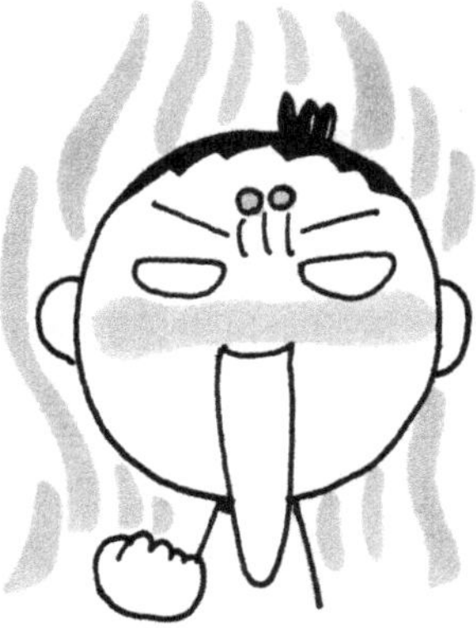

充满干劲的时候

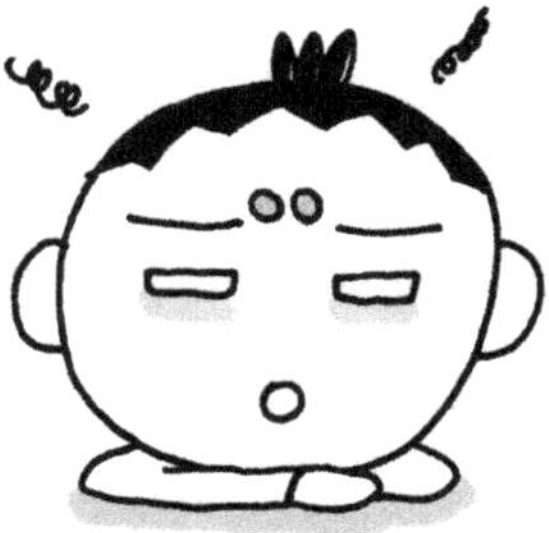

疲惫的时候

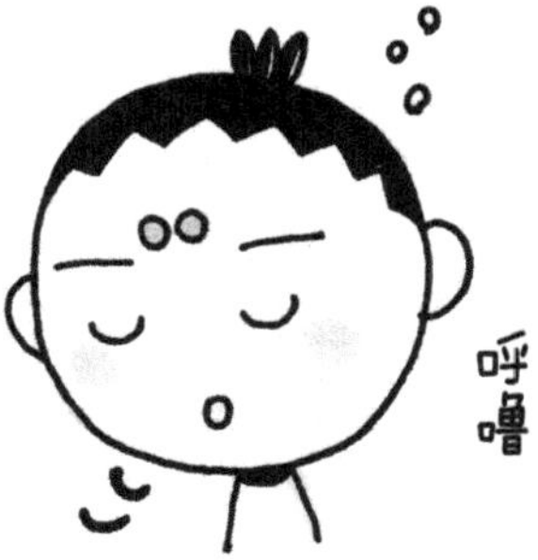

睡觉的时候

那个苍白色的球
一直就在那儿！

根据池谷先生的介绍，大脑中苍白球的部分，不只是包括人类在内的哺乳动物有，鸟类、爬虫类及鱼类都有。而且它纯粹是“大脑中负责身体活动的部位”，用来瞬时做出判断等，比如敌人袭来时该往哪边躲避。苍白球是非常原始且重要的部位，所以应该是在生物产生意识之前的进化阶段就已相当活跃并发展至今。

只有人类等高等生物的苍白球才会用来产生干劲，这完全有别于苍白球原本的职能。不过它原本的职能仍然存在。因此，“身体动起来”看起来就和“激发出干劲”产生了关联。

首次发现干劲来自苍白球时，研究人员大概都很吃惊吧。我也不例外，在得知这样的苍白球存在于自己的大脑中时，我也惊讶得不得了。**既然有苍白球，不多多加以使用的话，就太浪费了！**

苍白球每时每刻都处于活动的状态，不过，活跃水平时高时低。活跃水平上升时干劲就会显现，下降时干劲就会消退。

虽然无法直接控制苍白球的活动，但存在 4 个与之联动的开关。这些开关是受控于我们自己的意志的。

好，我们来尝试启动一下开关吧。

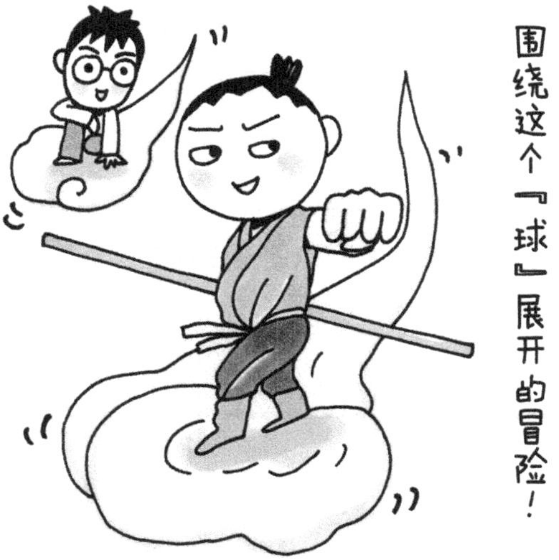

机制篇 1 小结

◎大脑本身就是没耐性的。三分钟热度是人类正常生活的需要，习以为常是大脑刻意为之。

◎如果人只是一味地等待，干劲是不会出来的。只有先让身体动起来，干劲才会出来。

◎干劲来自大脑中一个叫作苍白球的部位。当它变得活跃时，干劲就会随之提高。

◎苍白球的活动不受控于我们自己的意志，但是与之联动的 4 个开关是能够通过我们自己的意志来控制的。开启这些开关可以使苍白球变得活跃，这就是持之以恒的诀窍。

第 2 章

机制篇

2

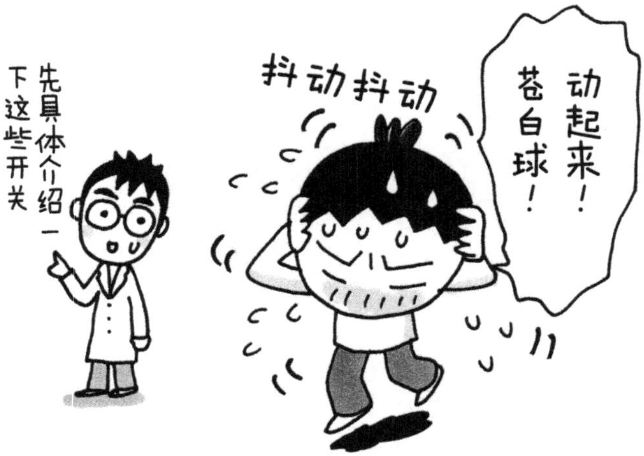
动起来！苍白球！
抖动抖动
先具体介绍一下这些开关

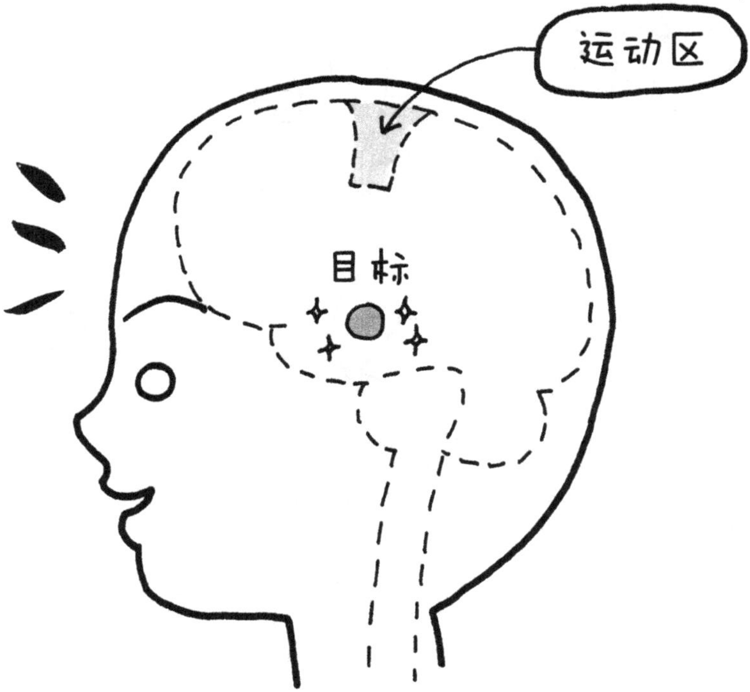

开关Ⓑ

（让身体动起来）

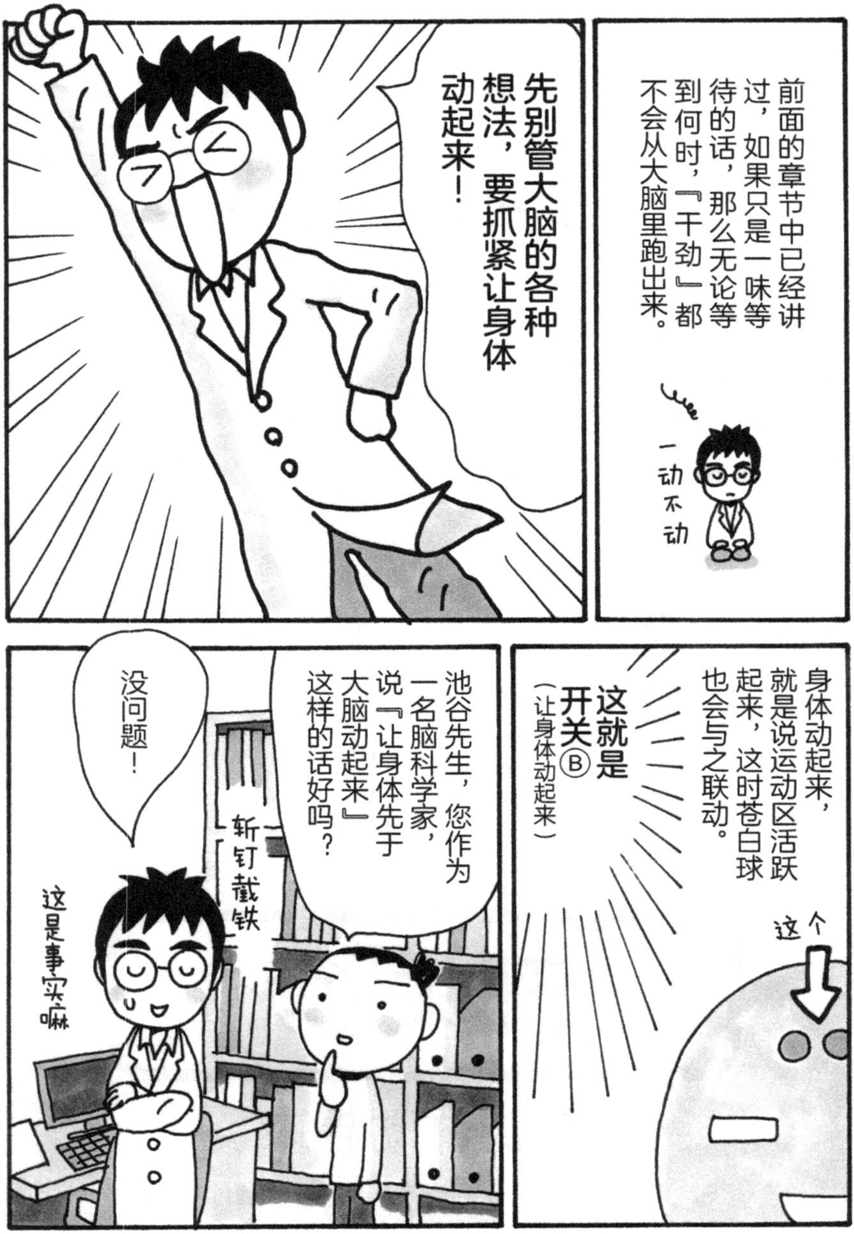
前面的章节中已经讲过，如果只是一味等待的话，那么无论等到何时，『干劲』都不会从大脑里跑出来。
一动不动
先别管大脑的各种想法，要抓紧让身体动起来！
身体动起来，就是说运动区活跃起来，这时苍白球也会与之联动。
这就是开关Ⓑ
（让身体动起来）
这个
池谷先生，您作为一名脑科学家，说『让身体先于大脑动起来』这样的话好吗？
没问题！
斩钉截铁
这是事实嘛

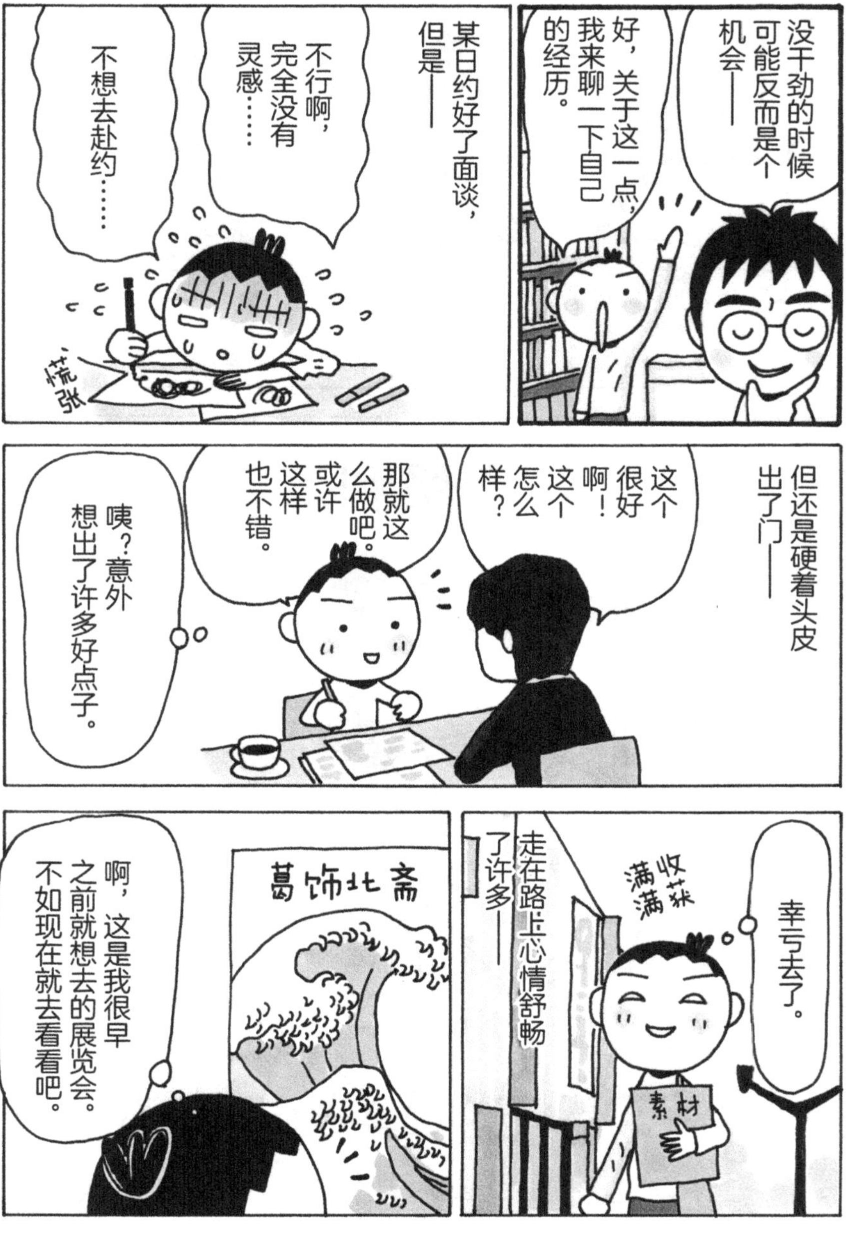

没干劲的时候可能反而是个机会——
好，关于这一点，我来聊一下自己的经历。
某日约好了面谈，但是——
不行啊，完全没有灵感……
不想去赴约……
慌张
但还是硬着头皮出了门——
这个很好啊！这个怎么样？
那就这么做吧。或许这样也不错。
咦？意外想出了许多好点子。
幸亏去了。
收获满满
走在路上心情舒畅了许多——
素材
葛饰北斋
啊，这是我很早之前就想去的展览会。不如现在就去看看吧。

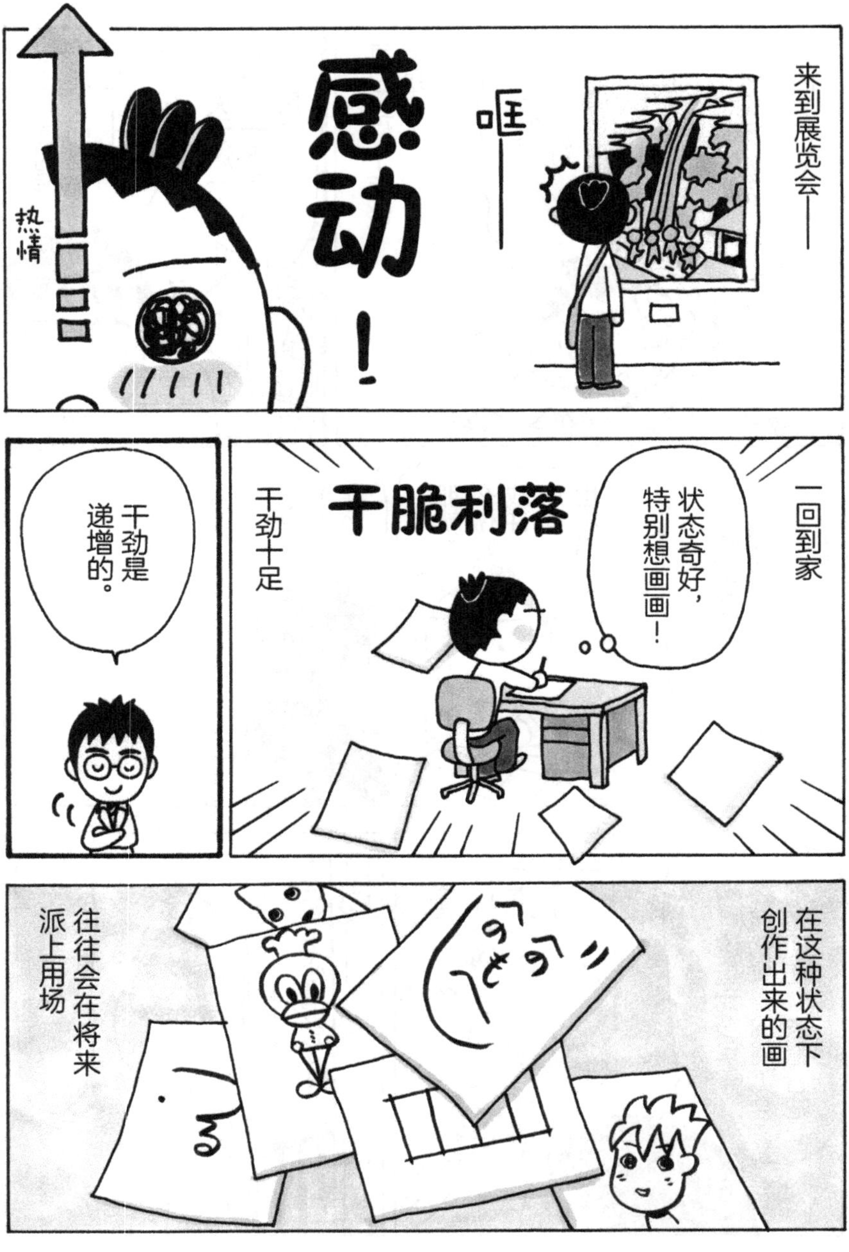
来到展览会——
哐——
感动！
热情
一回到家
状态奇好，特别想画画！
干脆利落
干劲十足
干劲是递增的。
在这种状态下创作出来的画
往往会在将来派上用场

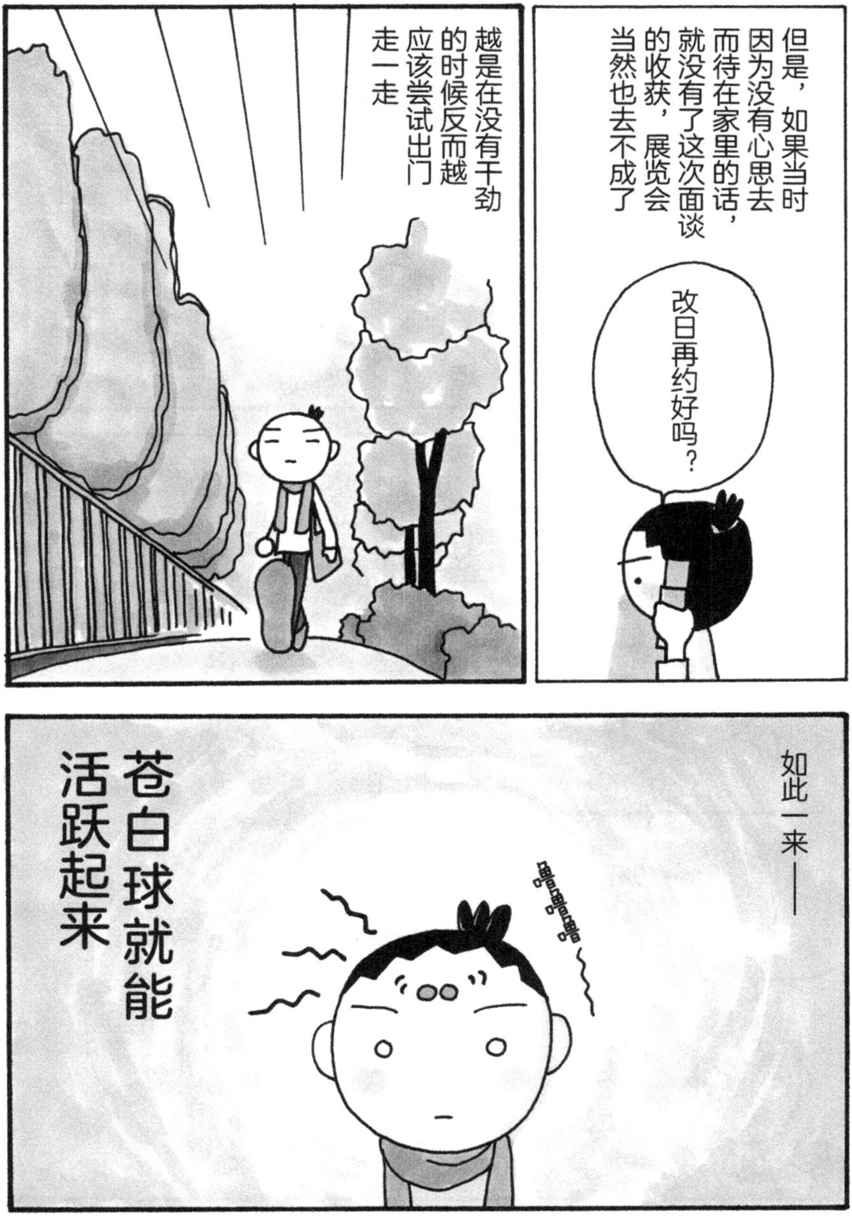
但是，如果当时因为没有心思去而待在家里的话，就没有了这次面谈的收获，展览会当然也去不成了
改日再约好吗？
越是在没有干劲的时候反而越应该尝试出门走一走
如此一来——
苍白球就能活跃起来

※实际上不会发出声音

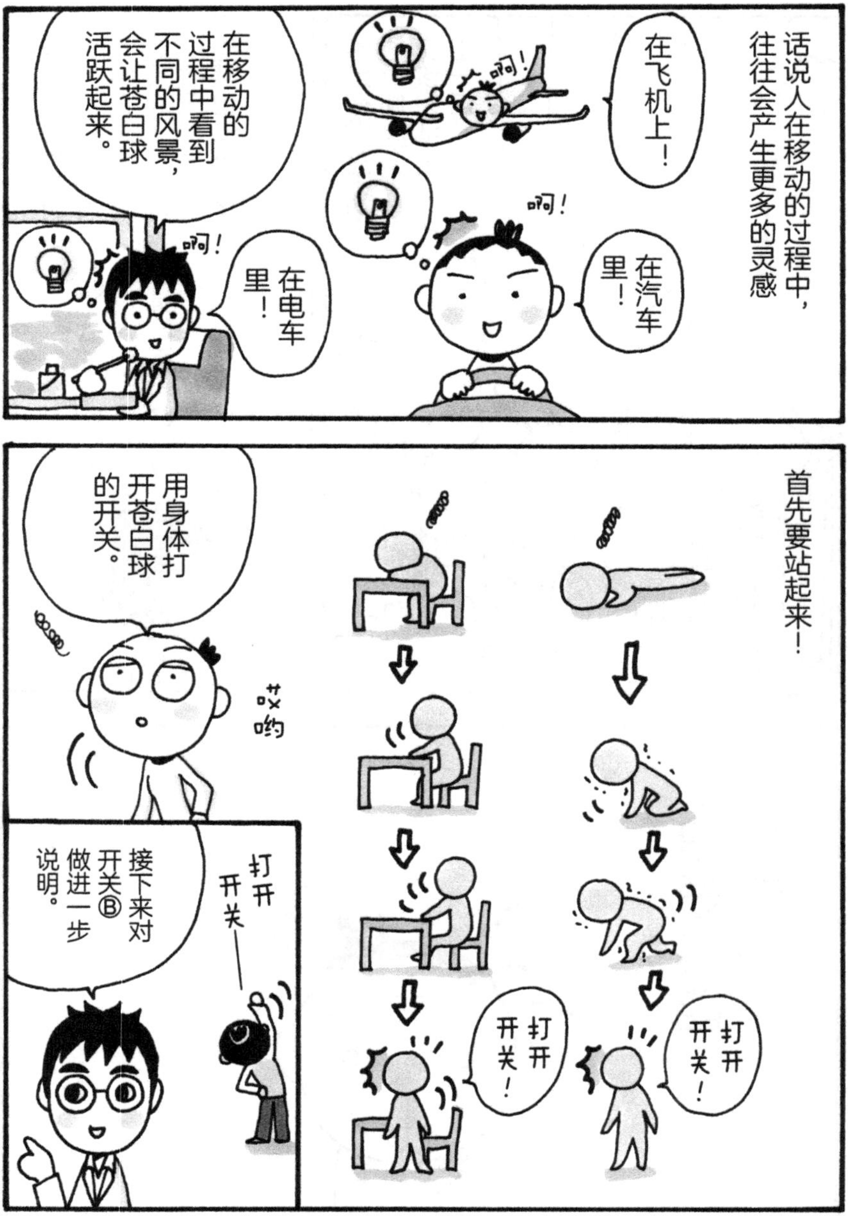
话说人在移动的过程中，往往会产生更多的灵感
在飞机上！
啊！
在汽车里！
啊！
在电车里！
啊！
在移动的过程中看到不同的风景，会让苍白球活跃起来。
首先要站起来！
打开开关！
打开开关！
用身体打开苍白球的开关。
哎哟
打开开关——
接下来对开关Ⓑ做进一步说明。

通过让身体动起来的方式打开开关！

有一个有意思的实验。我们需要准备一本漫画（什么样的都行）和一支笔（筷子之类的东西也可以）。

接下来，像下一页图那样，分别用两种方式将笔含在口中并阅读漫画。令人惊讶的是，阅读同一本漫画，有意思的程度竟然会因为含笔方式的不同而不同。那么，到底哪一种方式会让人感觉漫画更有意思呢？

正确答案是方式 1——咬着笔读。

这其实是一个有名的实验，咬着笔读的时候感觉漫画更有意思。这是为什么呢？起决定性作用的是咬着笔时的表情。

仔细观察一下会发现，咬着笔时的表情是“笑的表情”，而衔着笔时的表情是一副“无精打采的表情”。也就是说，以一个笑脸的状态去读漫画，会感觉漫画更有意思。当然不否认不同内容的漫画有不同效果。

这就是自我知觉[1]，大脑会受到身体活动的带动。表情是个笑脸，大脑就会因此觉得有趣。大脑真的很容易上当。

因此，人应该尽可能笑起来，即使有点难也要这么做。心情特别低落的时候、没有干劲的时候，只要能做出笑的表情，随后大脑就会被带动着“开心”，结果人就真的笑出来了。苍白球随之变得活跃，干劲也就出来了。俗话讲“福临笑家门”，实在笑不出来的时候，就咬上一支笔试试。

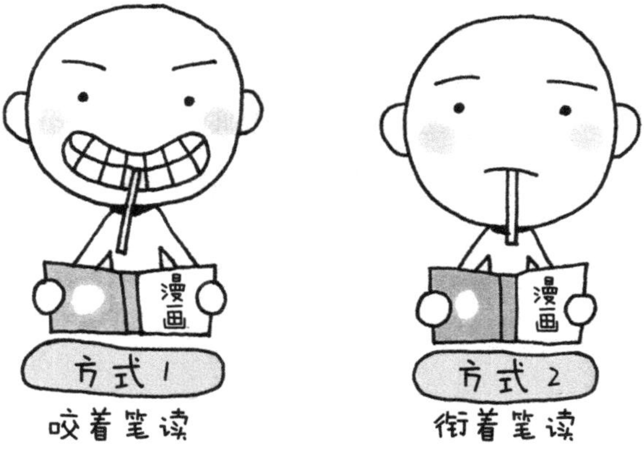

1　自我知觉：以身体的状态作为线索来（向合理的方向）推测心理状态。

还有一个重大发现！咬着笔读的时候，由于大量使用了表情肌，还可以达到瘦脸的效果！既能变开心，又能瘦脸，可以说一箭双雕。

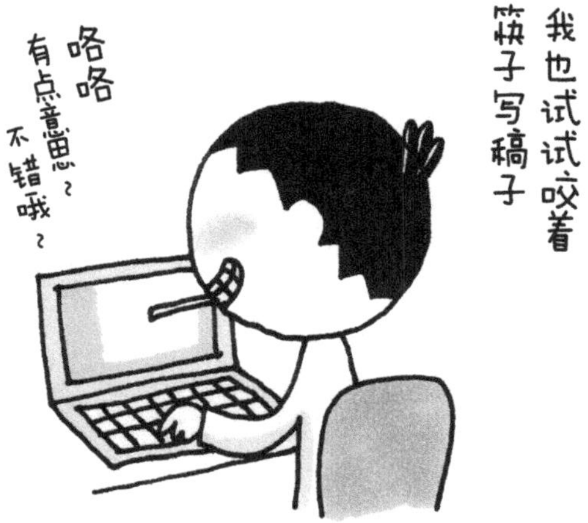
我也试试咬着筷子写稿子
咯咯
有点意思~
不错哦~

于是，就像前面漫画里讲的那样，即使没心思做事，也一定要先让身体朝这件事而去，于是我出了门。先让身体动起来，从而打开苍白球的开关，得到意想不到的收获，这就如同受到了好运的眷顾一般。差一点错过的展览会也去了，我也在那里得到了很棒的体验。

这些虽然不能全部归功于苍白球，不过先让身体动起来的行动方式，的确会给人带来更多的邂逅与机会。

如果只是一味地等待，干劲也好，机会也好，都不会自己跑出来。别想太多，先尝试让身体动起来吧。

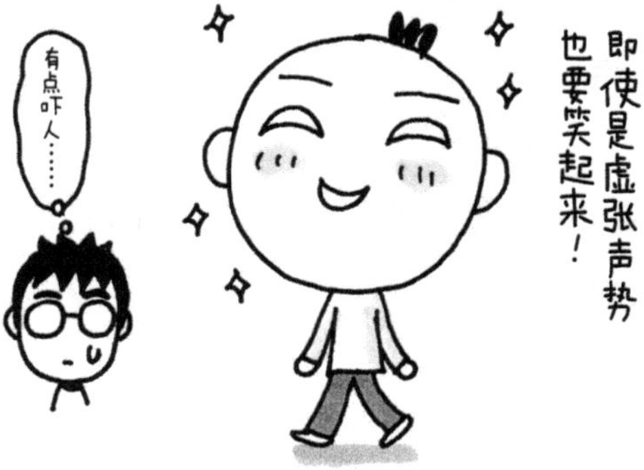
即使是虚张声势
也要笑起来！
有点吓人……

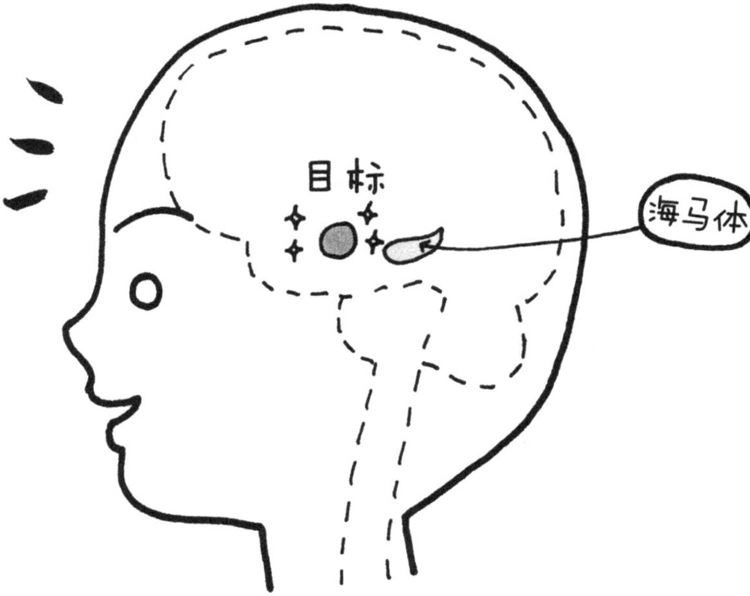

开关Ⓔ

（换一种与以往不同的做法）

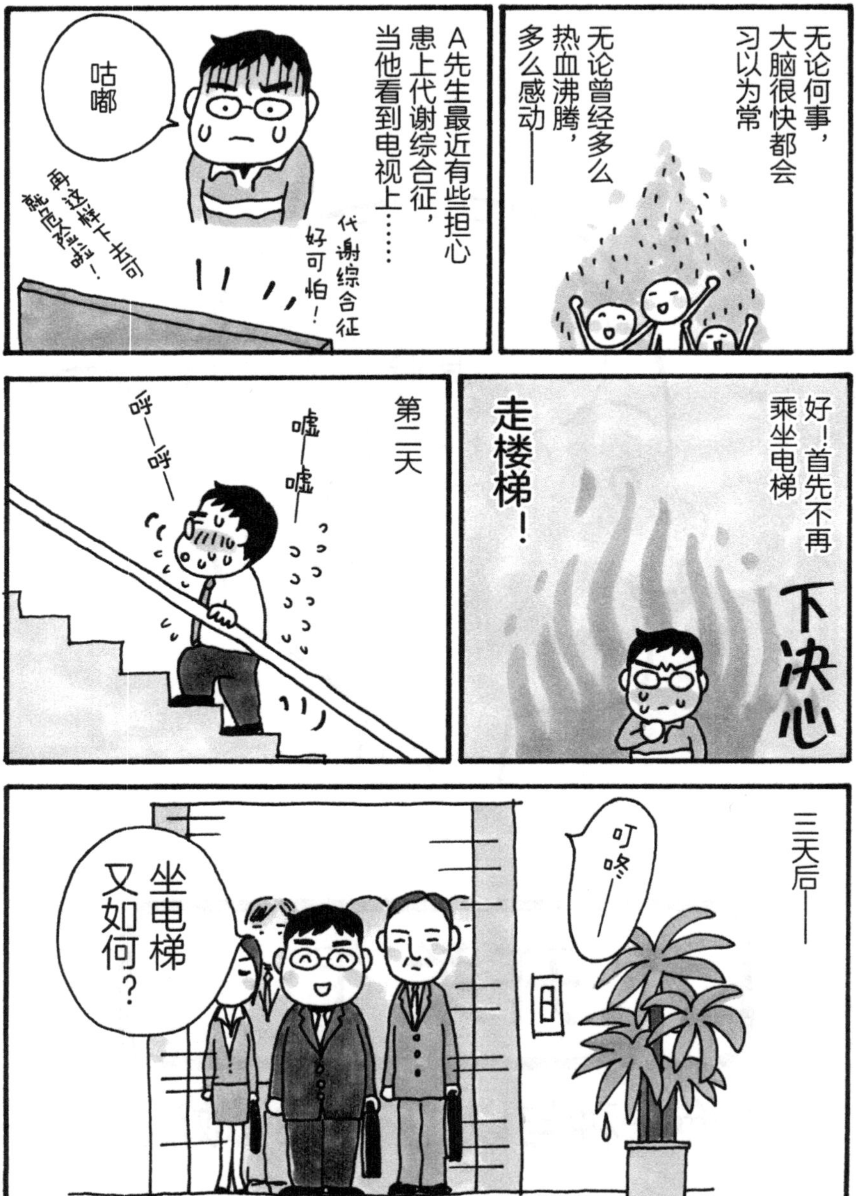
无论何事，大脑很快都会习以为常
无论曾经多么热血沸腾，多么感动——
A先生最近有些担心患上代谢综合征，当他看到电视上……
代谢综合征好可怕！
咕嘟
再这样下去可就危险啦！
好！首先不再乘坐电梯
走楼梯！
下决心
第二天
嘘—嘘—
呼—呼—
三天后——
叮咚—
坐电梯又如何？

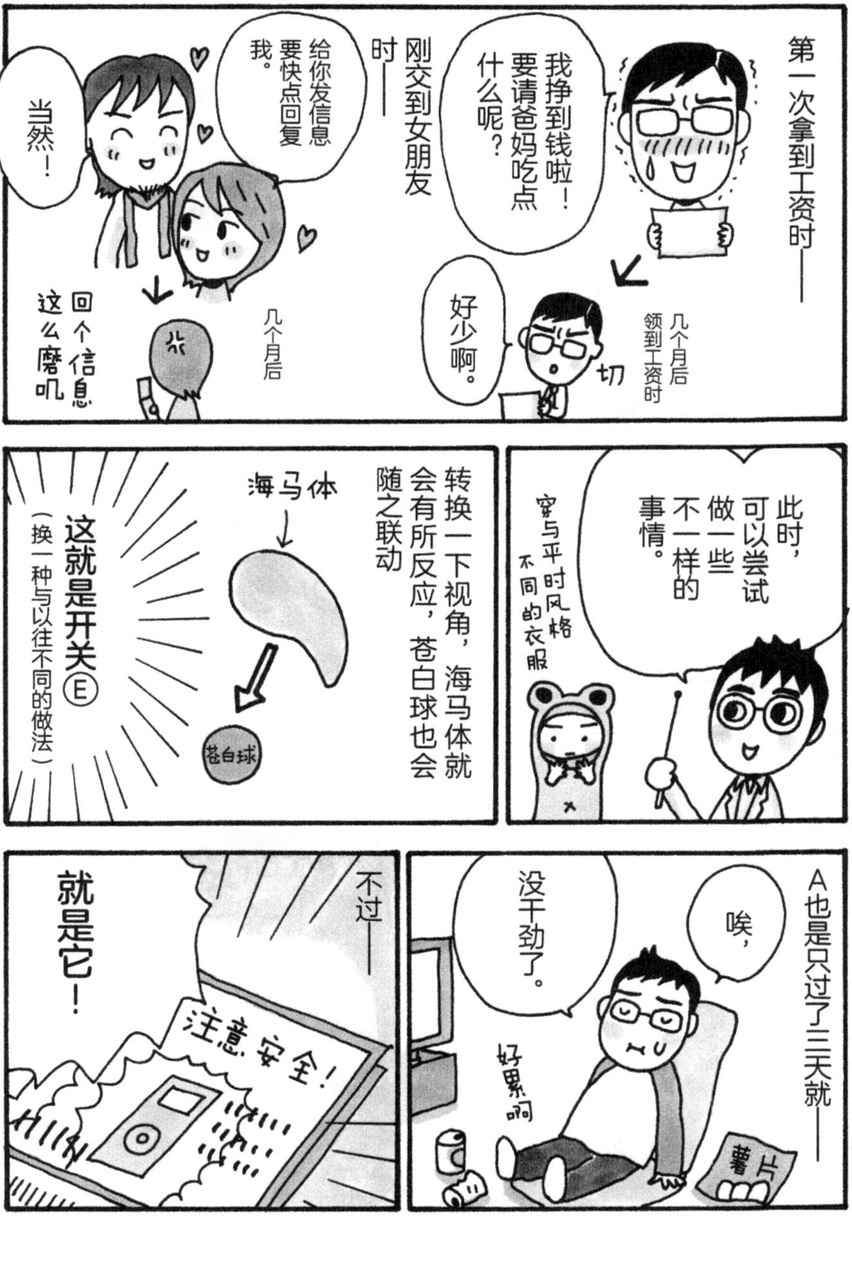
第一次拿到工资时——
我挣到钱啦！要请爸妈吃点什么呢？
几个月后领到工资时
好少啊。
切
刚交到女朋友时——
给你发信息要快点回复我。
当然！
几个月后
回个信息这么磨叽
此时，可以尝试做一些不一样的事情。
穿与平时风格不同的衣服
转换一下视角，海马体就会有所反应，苍白球也会随之联动
海马体
苍白球
这就是开关Ⓔ
（换一种与以往不同的做法）
A也是只过了三天就——
唉，
没干劲了。
好累啊
薯片
不过——
注意安全！
就是它！

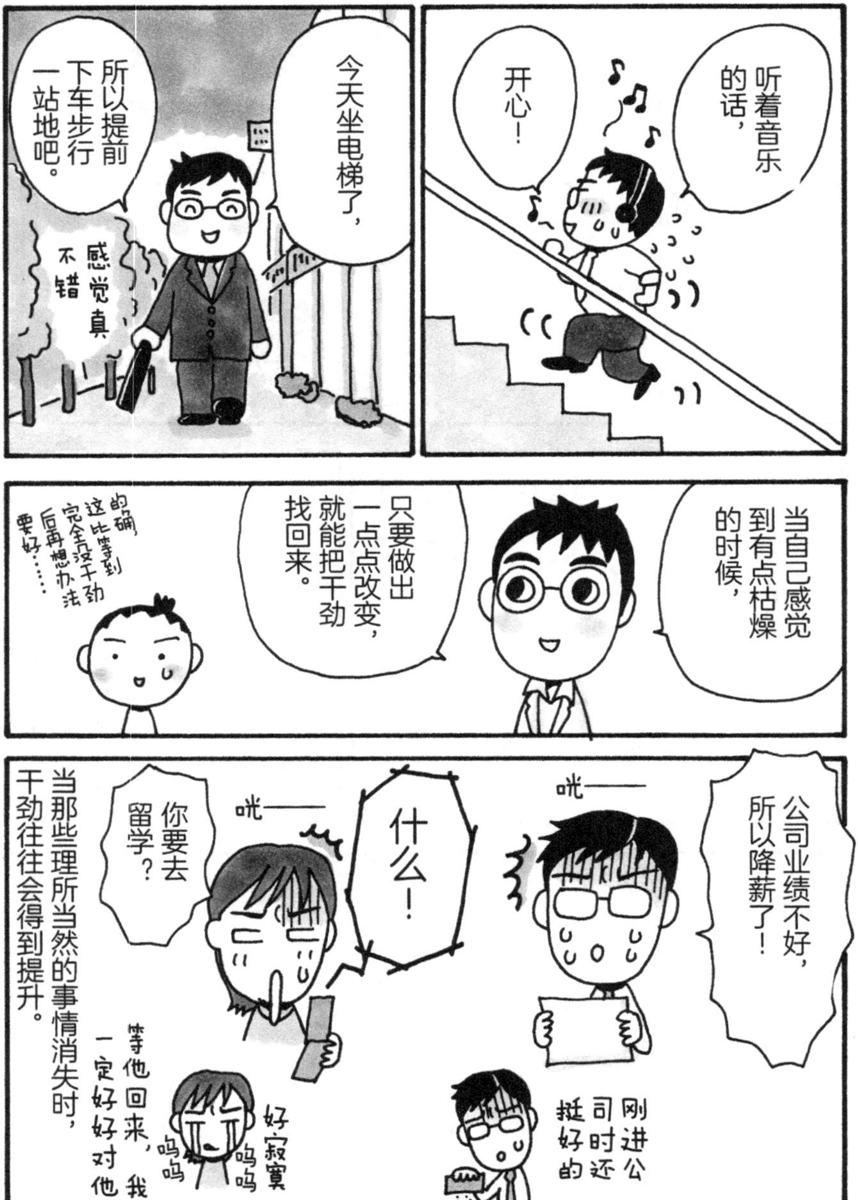
听着音乐的话，
开心！
今天坐电梯了，
所以提前下车步行一站地吧。
感觉真不错
当自己感觉到有点枯燥的时候，
只要做出一点点改变，就能把干劲找回来。
的确，这比等到完全没干劲后再想办法要好……
公司业绩不好，所以降薪了！
咣——
咣——
什么！
你要去留学？
刚进公司时还挺好的
好寂寞
呜呜
呜呜
等他回来，我一定好好对他
当那些理所当然的事情消失时，干劲往往会得到提升。

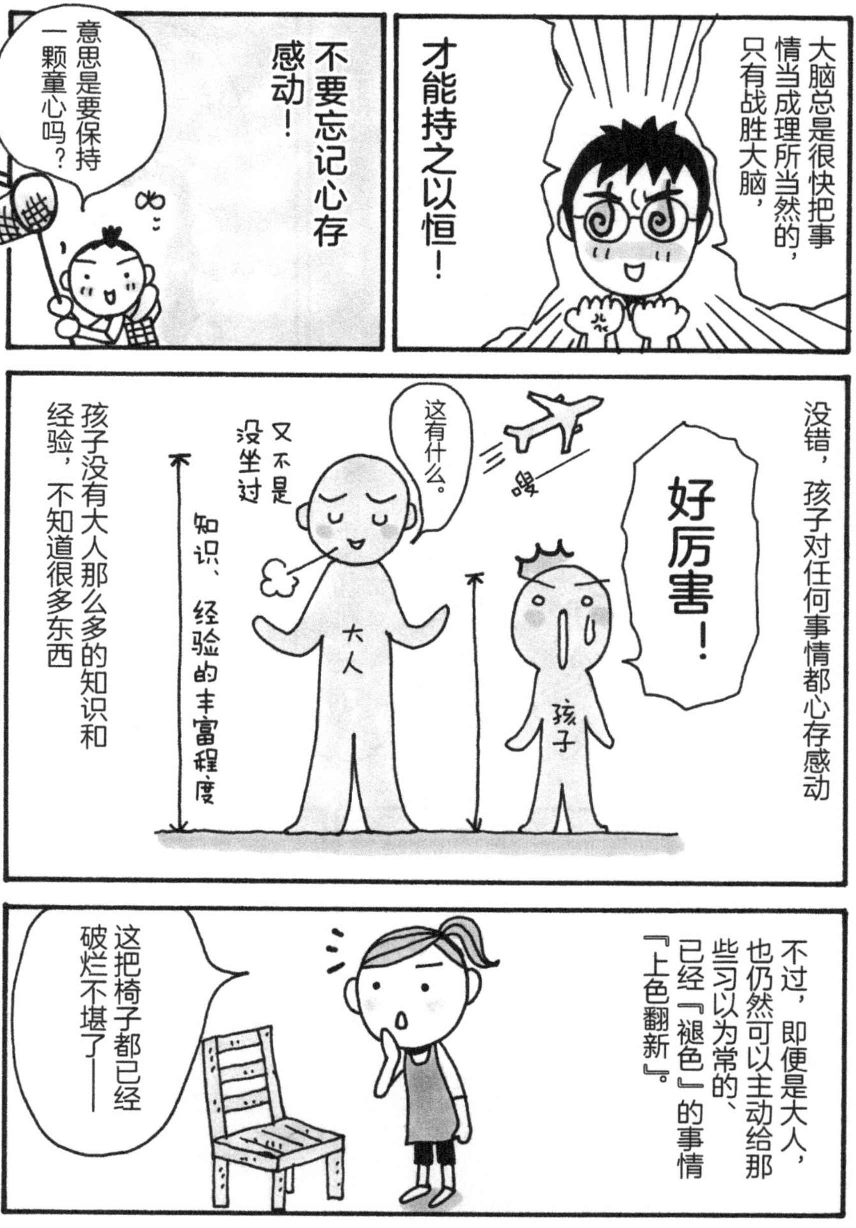
大脑总是很快把事情当成理所当然的，只有战胜大脑，
才能持之以恒！
不要忘记心存感动！
意思是要保持一颗童心吗？
没错，孩子对任何事情都心存感动
好厉害！
嗖
这有什么。
又不是没坐过
知识、经验的丰富程度
大人
孩子
孩子没有大人那么多的知识和经验，不知道很多东西
不过，即便是大人，也仍然可以主动给那些习以为常的、已经『褪色』的事情『上色翻新』。
这把椅子都已经破烂不堪了——

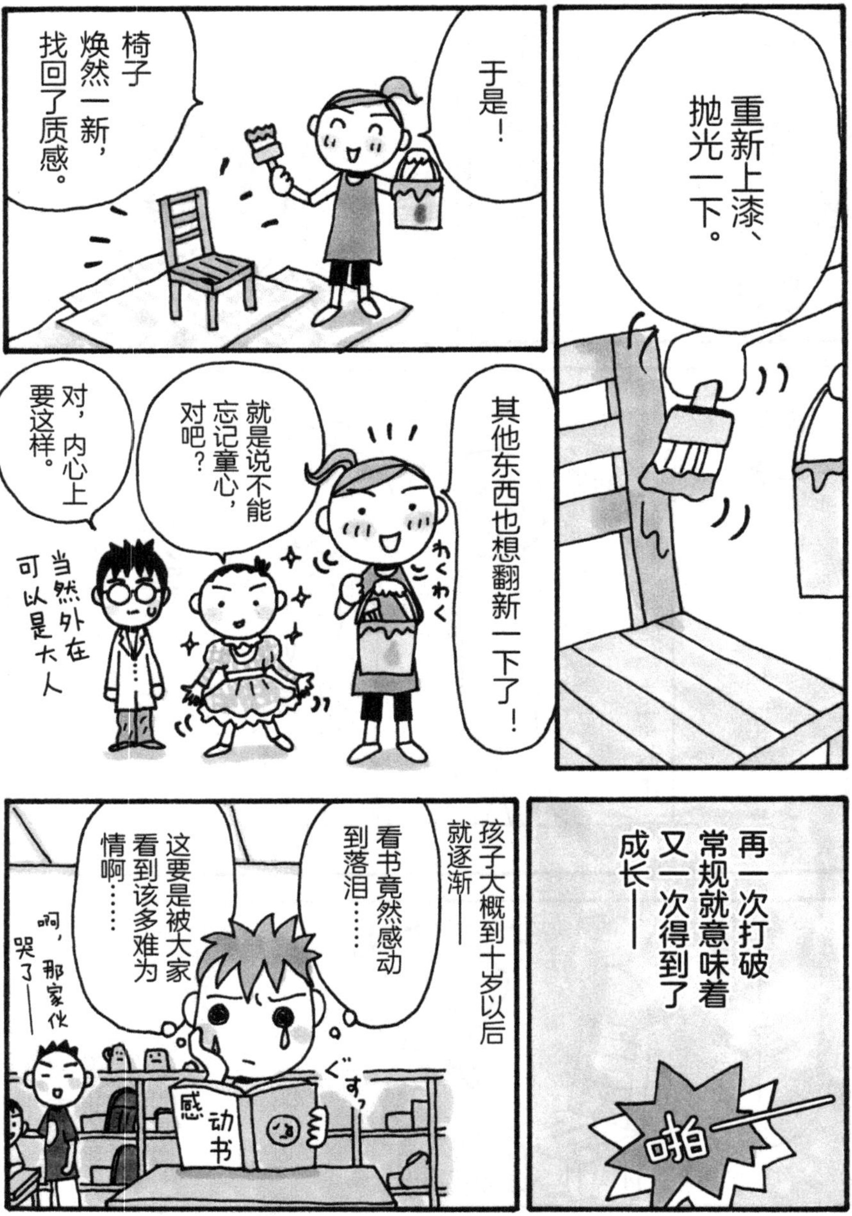

重新上漆、抛光一下。
于是！
椅子焕然一新，找回了质感。
其他东西也想翻新一下了！
わくわく
就是说不能忘记童心，对吧？
对，内心上要这样。
当然外在可以是大人
再一次打破常规就意味着又一次得到了成长——
啪
孩子大概到十岁以后就逐渐——
看书竟然感动到落泪……
这要是被大家看到该多难为情啊……
ぐすっ
感动书
啊，那家伙哭了——

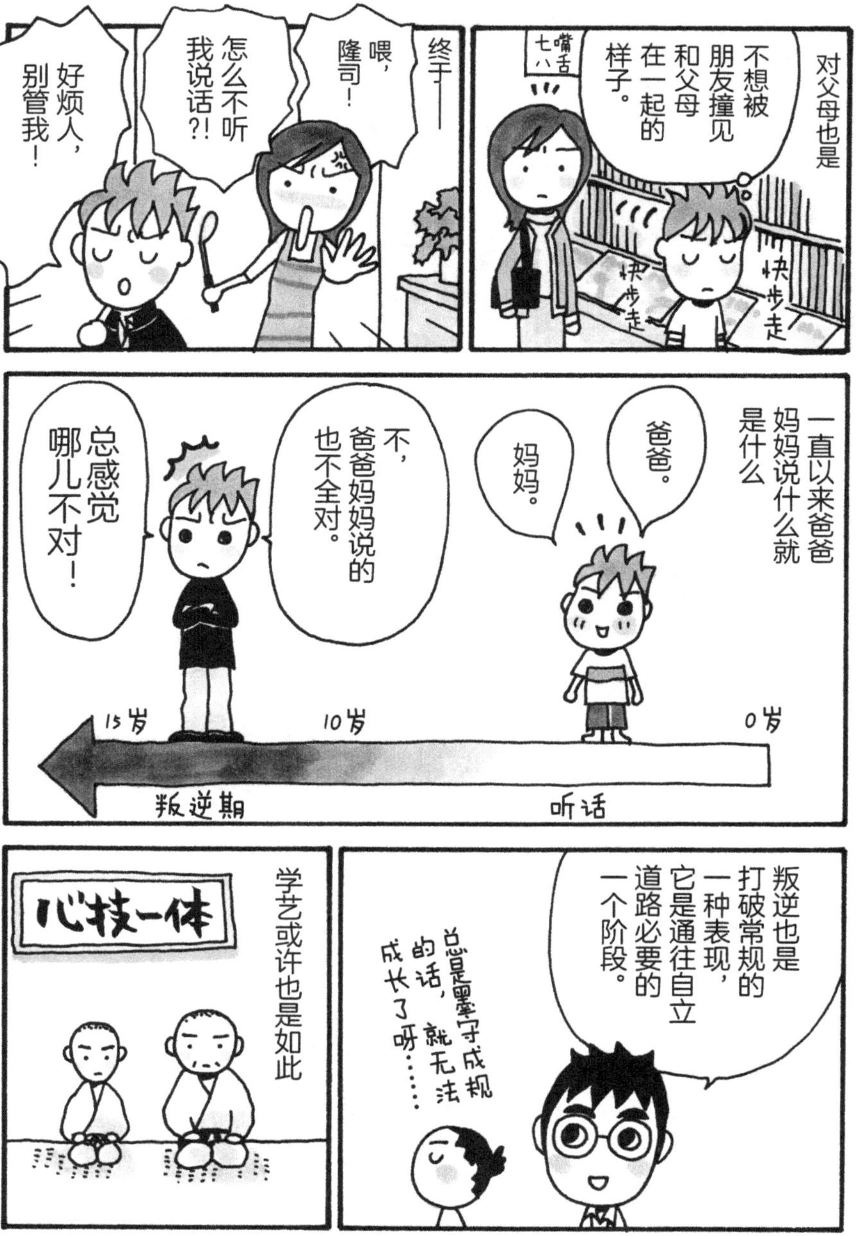
对父母也是
不想被朋友撞见和父母在一起的样子。
七嘴八舌
快步走
快步走
终于——
喂，隆司！
怎么不听我说话?!
好烦人，别管我！
一直以来爸爸妈妈说什么就是什么
爸爸。
妈妈。
不，爸爸妈妈说的也不全对。
总感觉哪儿不对！
0岁
10岁
15岁
听话
叛逆期
叛逆也是打破常规的一种表现，它是通往自立道路必要的一个阶段。
总是墨守成规的话，就无法成长了呀……
学艺或许也是如此
心技一体

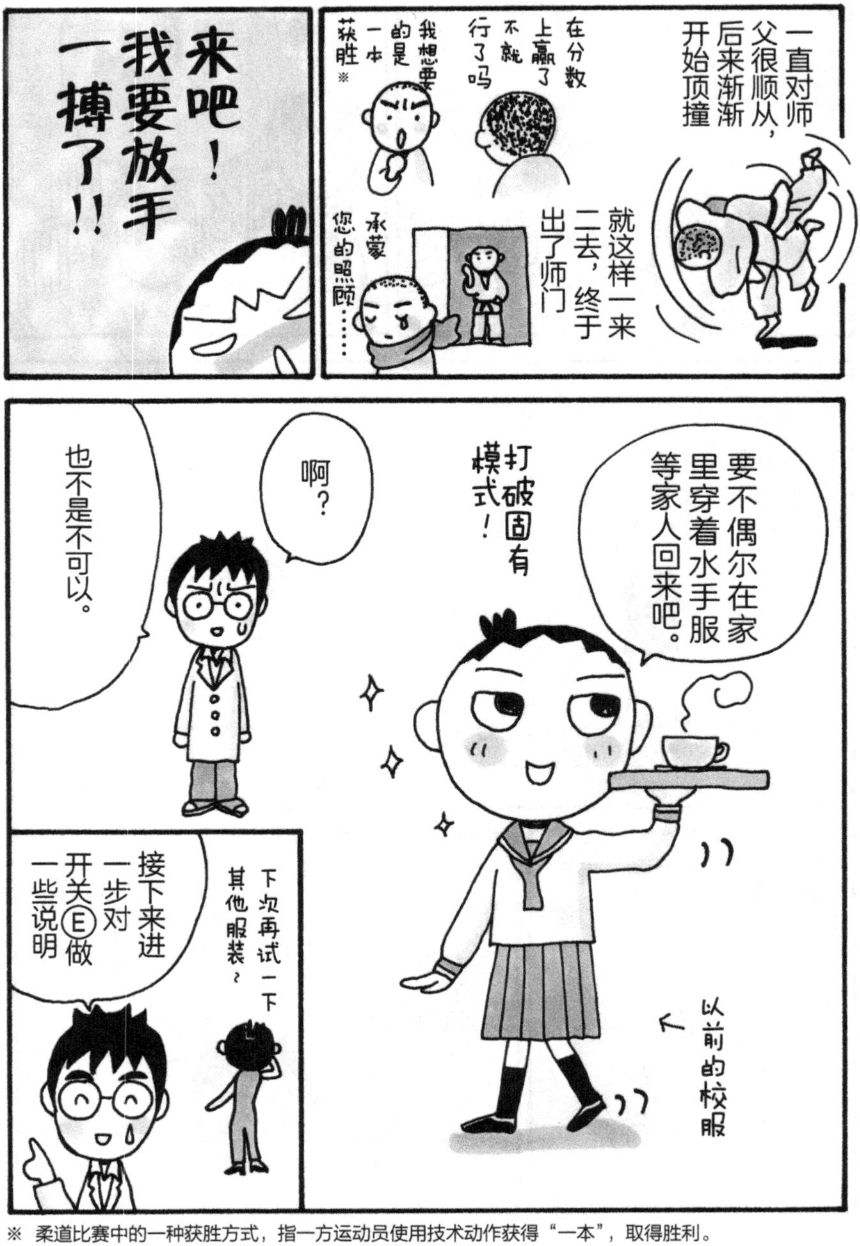
一直对师父很顺从，后来渐渐开始顶撞
在分数上赢了不就行了吗
我想要的是一本获胜※
就这样一来二去，终于出了师门
承蒙您的照顾……
来吧！我要放手一搏了!!
要不偶尔在家里穿着水手服等家人回来吧。
打破固有模式！
啊？
也不是不可以。
以前的校服
下次再试一下其他服装~
接下来进一步对开关Ⓔ做一些说明
※ 柔道比赛中的一种获胜方式，指一方运动员使用技术动作获得“一本”，取得胜利。

为打破常规，可以换一种与以往不同的做法！

这里所说的开关是海马体。海马体是大脑里主管记忆的区域，一旦开始活跃，额叶（开关①）也会被启动，于是苍白球也活跃起来。那么到底在什么情况下海马体会活跃起来呢？

有一个用老鼠来研究海马体活跃情况的实验。将一只一直住在同一个笼中的老鼠放到别的笼中，这时这只老鼠的海马体瞬间变得活跃起来。其实人类也是如此。要想让海马体活跃起来，可以尝试去一个没有去过的地方，体验一下没有做过的事情，这些都不失为好方法。也就是说，通过这些尝试，苍白球会活跃起来。

所以，即便是一直坚持做的事情，也可以偶尔换一下场地，或者偶尔换一种不同的方式去做，如此一来，干劲就会再度出现。关于这一点，我深有体会。当稿子写不下去的时候，我就会去附近的咖啡馆坐一坐。只不过换了一个环境，就感觉又有了干劲。

话说学生时代换座位，大概也是出于这方面的考虑。旁边的人和环境的改变，多多少少会唤起大家的干劲。不过我们依然很快就会习惯新座位，所以学校才会定期组织大家换座位。

其实也不需要有什么太大的改变，在日常生活中只是偶尔改变一下看待事物的角度，就能够得到与以往不同的体验。为此，大家对于事物要有新鲜感，要拥有一颗柔软的心、感动的心。

即便再新鲜的体验，很快便习以为常，变成理所当然的事情。这就是大脑。为了克服这个问题，我们要不断对着眼点做出调整，要时常做出一些改变，哪怕只有一点点也好。

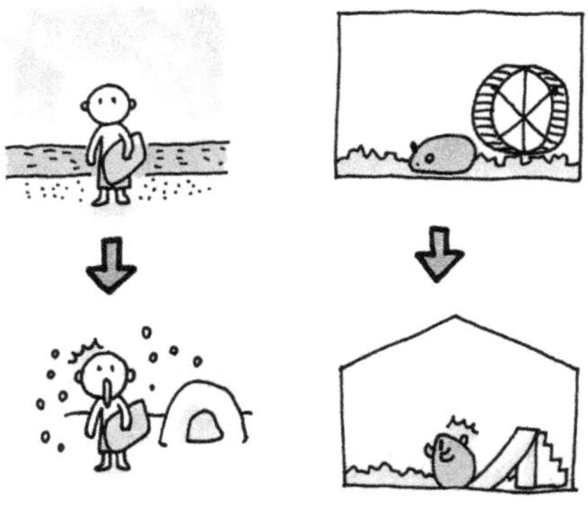

改变那个熟悉的场景，
开关就会被打开

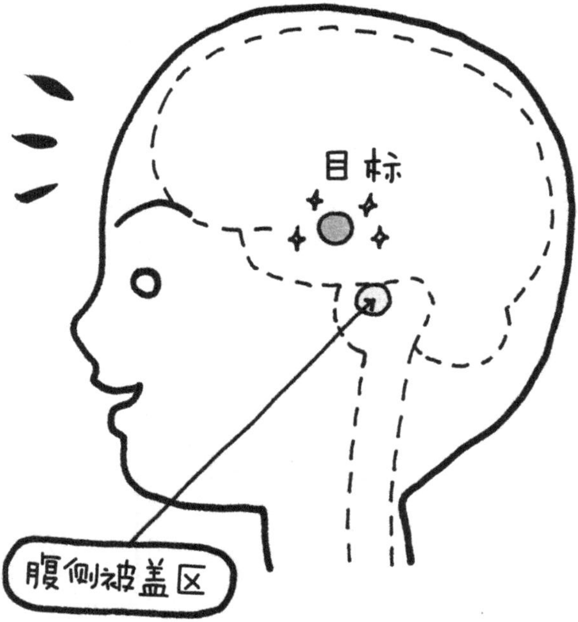

开关 Ⓡ

（给予奖励）

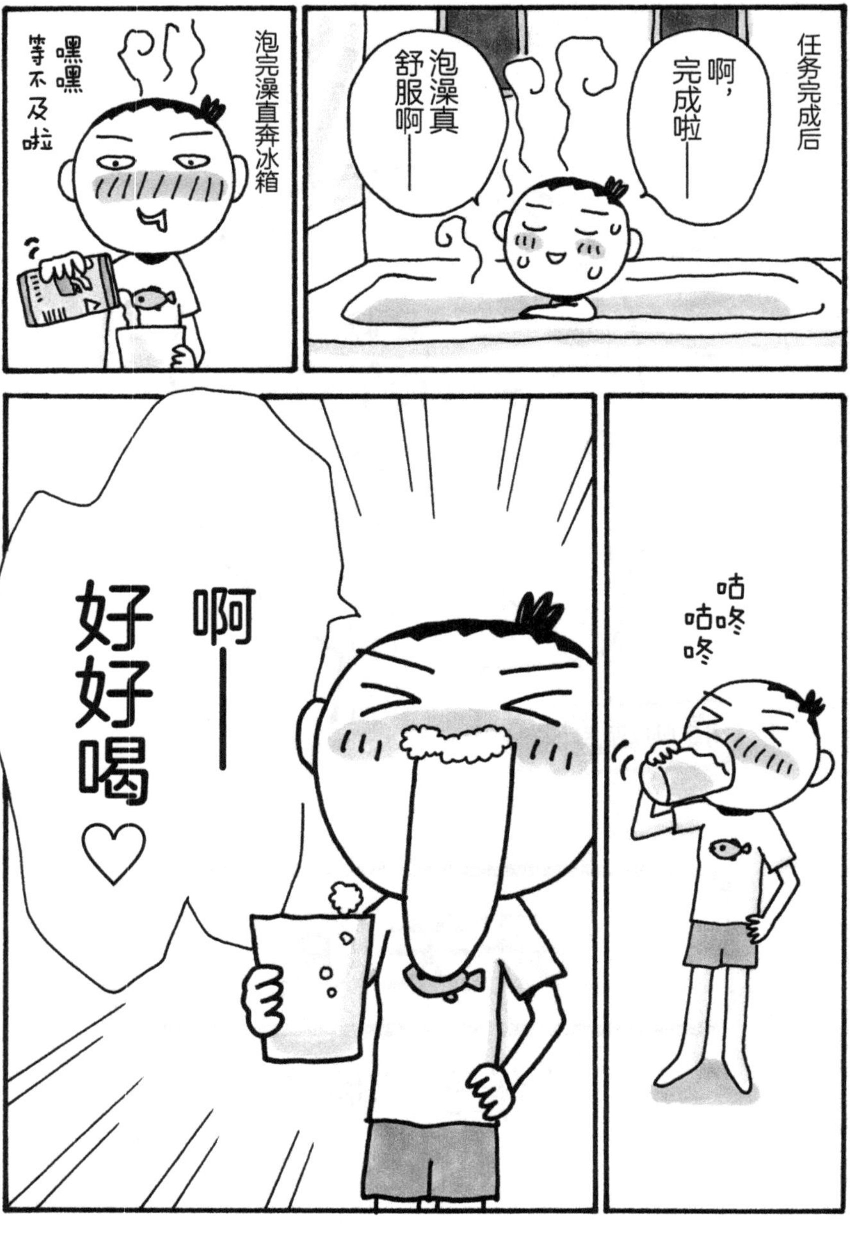
任务完成后
啊，完成啦——
泡澡真舒服啊——
泡完澡直奔冰箱
嘿嘿
等不及啦
咕咚
咕咚
啊——好好喝♡

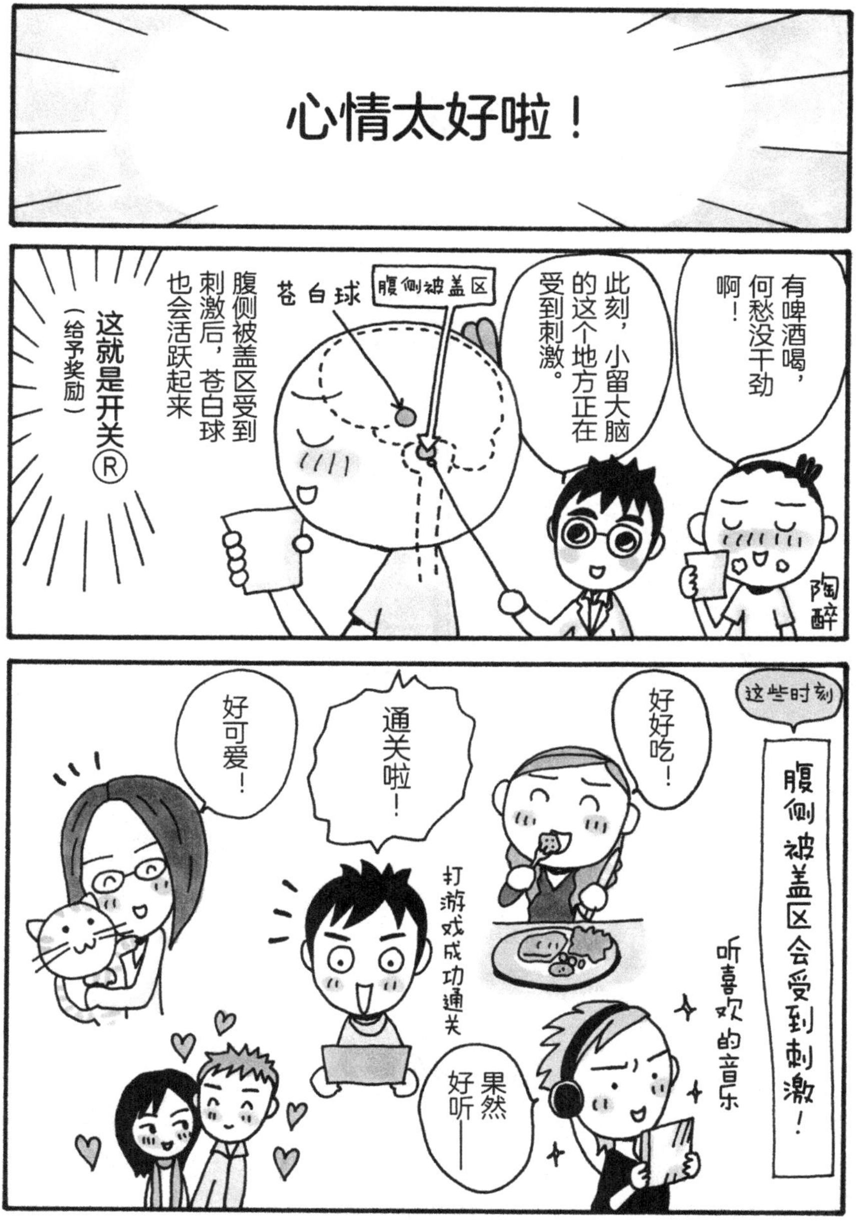
心情太好啦！
有啤酒喝，何愁没干劲啊！
陶醉
此刻，小留大脑的这个地方正在受到刺激。
腹侧被盖区
苍白球
腹侧被盖区受到刺激后，苍白球也会活跃起来
这就是开关Ⓡ
（给予奖励）
这些时刻
腹侧被盖区会受到刺激！
好好吃！
听喜欢的音乐
果然好听——
通关啦！
打游戏成功通关
好可爱！

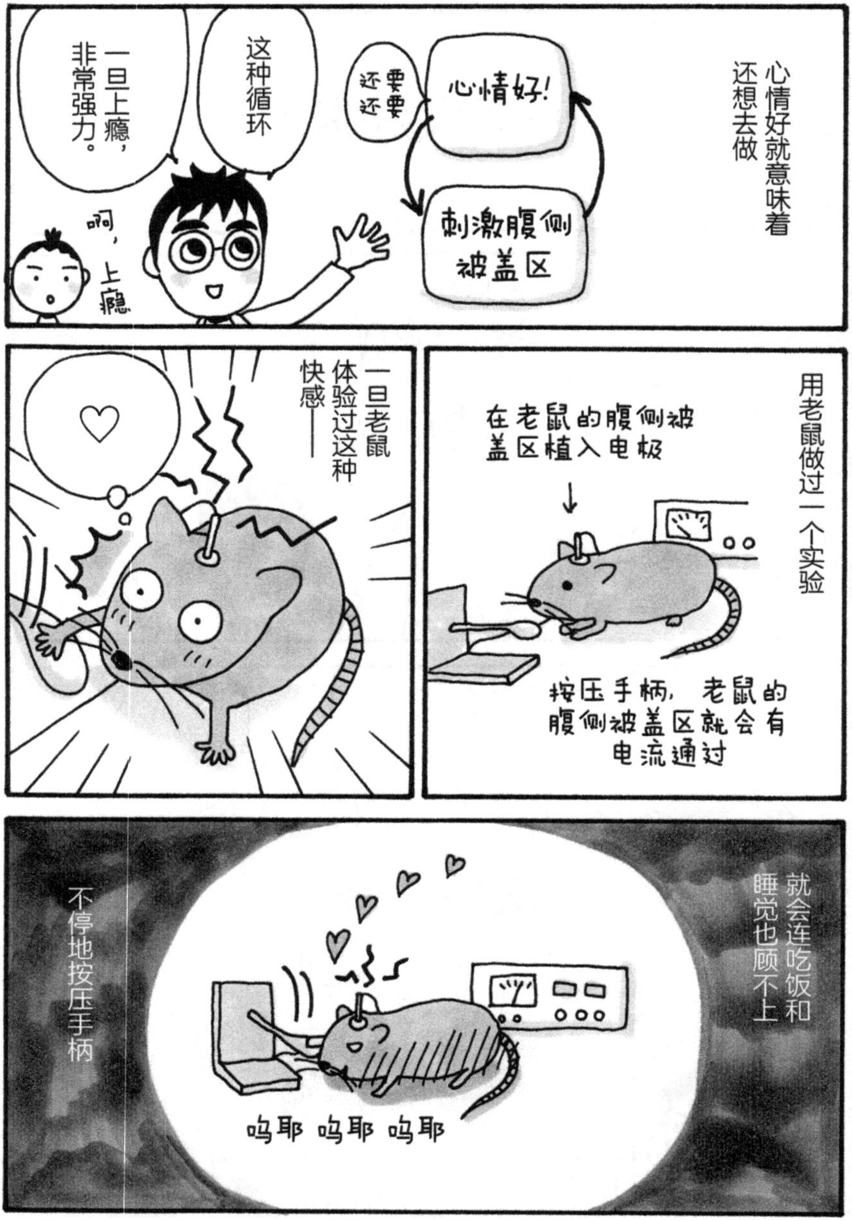
心情好就意味着还想去做
心情好！
刺激腹侧被盖区
还要还要
这种循环
一旦上瘾，非常强力。
啊，上瘾
用老鼠做过一个实验
在老鼠的腹侧被盖区植入电极
按压手柄，老鼠的腹侧被盖区就会有电流通过
一旦老鼠体验过这种快感——
就会连吃饭和睡觉也顾不上
不停地按压手柄
呜耶 呜耶 呜耶

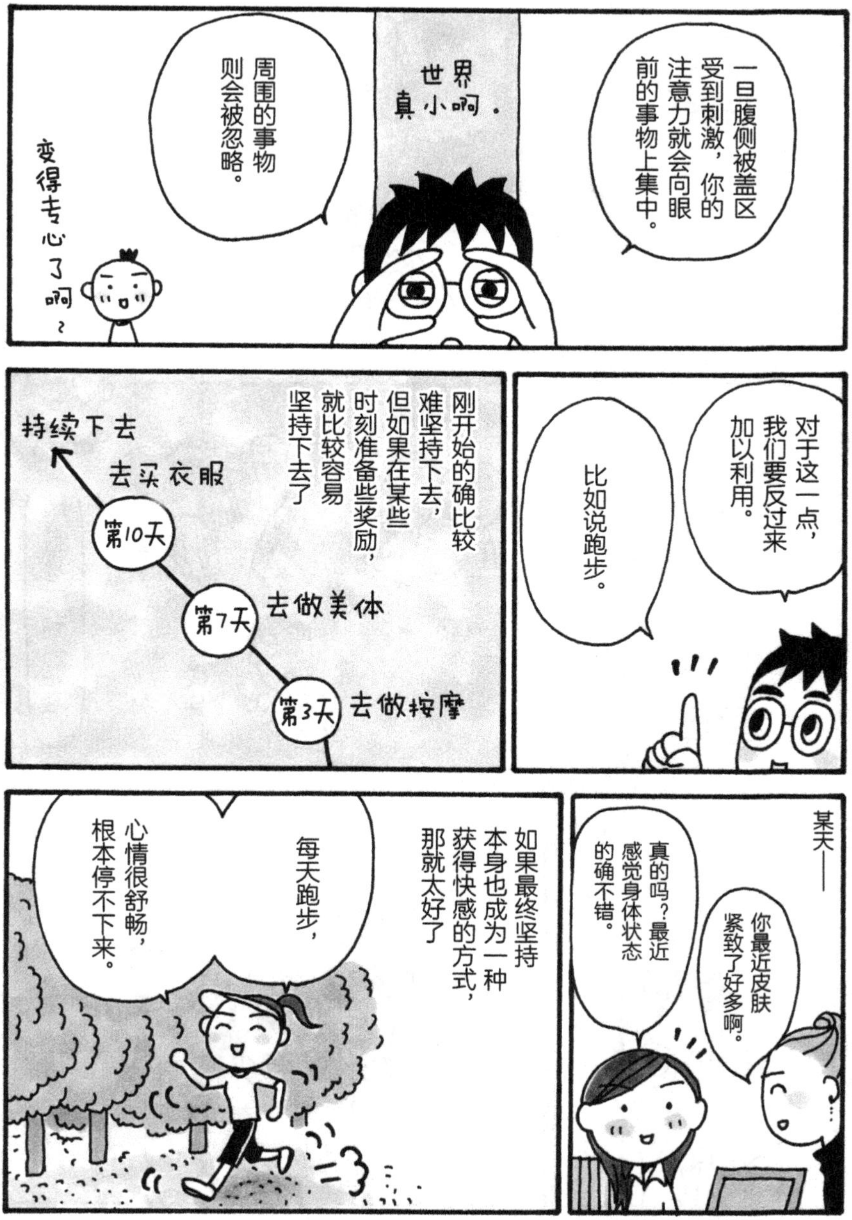
一旦腹侧被盖区受到刺激，你的注意力就会向眼前的事物上集中。
世界真小啊。
周围的事物则会被忽略。
变得专心了啊～
对于这一点，我们要反过来加以利用。
比如说跑步。
刚开始的确比较难坚持下去，但如果在某些时刻准备些奖励，就比较容易坚持下去了
第3天
去做按摩
第7天
去做美体
第10天
去买衣服
持续下去
某天——
你最近皮肤紧致了好多啊。
真的吗？最近感觉身体状态的确不错。
如果最终坚持本身也成为一种获得快感的方式，那就太好了
每天跑步，
心情很舒畅，根本停不下来。

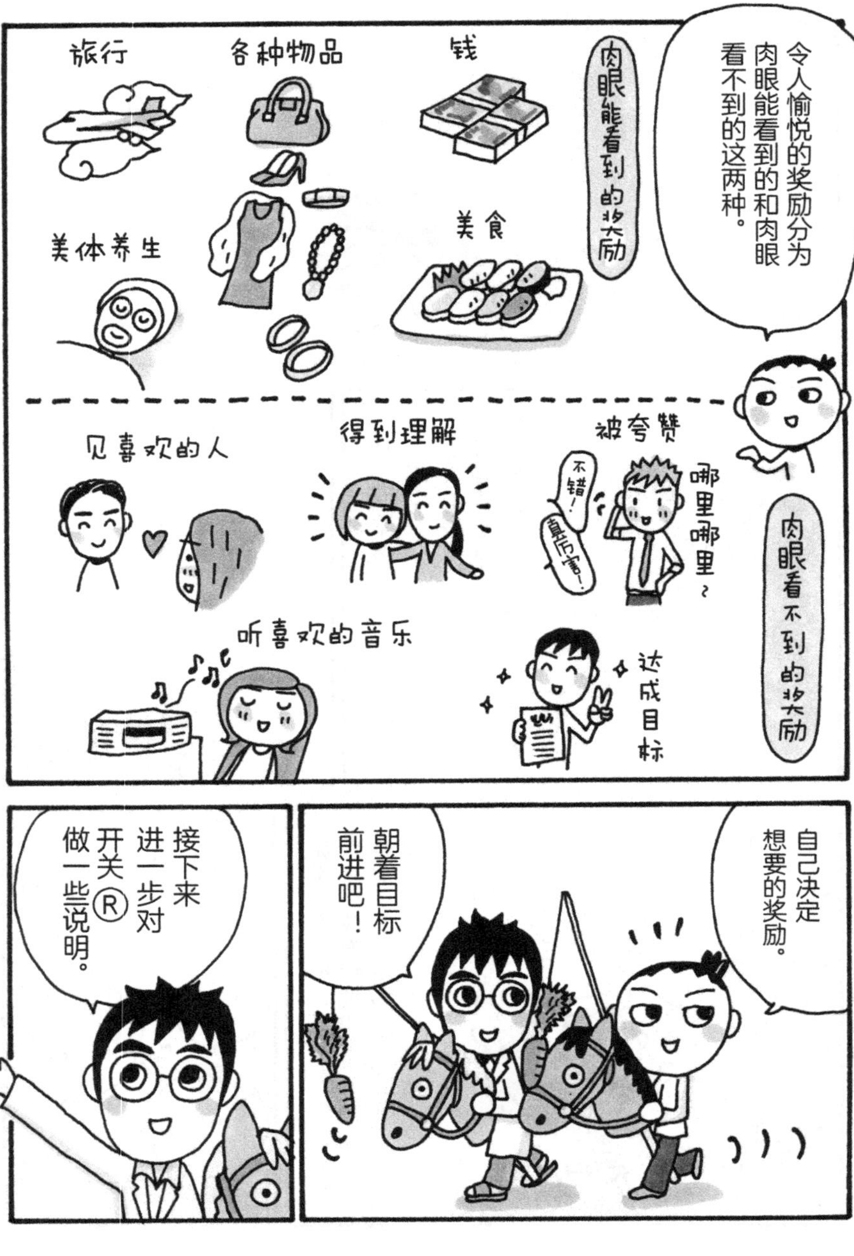
令人愉悦的奖励分为肉眼能看到的和肉眼看不到的这两种。
肉眼能看到的奖励
旅行
各种物品
钱
美体养生
美食
肉眼看不到的奖励
见喜欢的人
得到理解
被夸赞
不错！
真厉害！
哪里哪里~
听喜欢的音乐
达成目标
自己决定想要的奖励。
朝着目标前进吧！
接下来进一步对开关Ⓡ做一些说明。

正确设定奖励！

马要给胡萝卜，海狗要给鱼，狗要给牛肉干，孩子要给糕点。在感到气馁的时刻，如果有适当的奖励，应该还能再坚持下去。如果在你努力坚持的时候给予你奖励，那么你一定会向前走得更远。

奖励不受种族、年龄、性别等因素的影响，始终会发挥作用。需要什么奖励，因人而论。不过，奖励的时机和内容大有讲究，我们必须得下功夫考虑，否则很快会再次陷入习以为常的状态。

“得到奖励好开心！”此时被刺激到的是大脑的腹侧被盖区。这里一旦受到刺激，就会产生非常强烈的快感。为了追求这种快感，你又会重复去做同样的事情，这就是坚持的原理。不过这种快感相当强烈，甚至会让你把其他所有事物都抛在脑后。举几个恐怖的例子，比如烟瘾、酒瘾等。

“情人眼里出西施”是一个很好的例子。沉浸在恋爱中时，对方脸上的痘印也会被看成酒窝……另外，对待喜欢的人，即使再麻烦也丝毫不觉得烦，愿意为对方做任何事。

那么毫无疑问，我们要往好的方向对奖励加以利用。

首先，我们来选择一下给自己什么奖励。大部分情况下会选择好吃的、好喝的。在达成比较重要的目标时，也可以买一买东西。如果正在单恋某个人，则可以尝试将“如果能到这一步，就主动给他打电话”作为奖励。是不是特别能受到鼓舞呢？

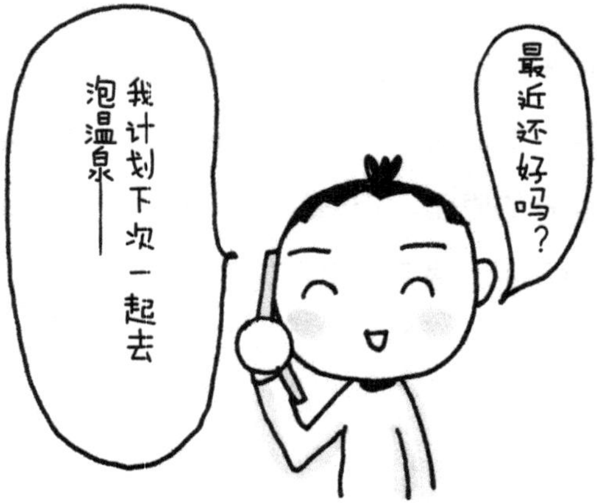

孝顺父母，自己也会开心

再有，孝敬父母或参与志愿者活动，其实也是对自己的一种奖励。这是因为在看到对方的笑脸时，会感到自己的付出很有价值，这也是一种快感。对方欢喜，自己也开心，可谓一箭双雕。

看得见的奖励固然也会令人开心，不过我觉得最棒的快感是成就感。它并不来自于他人对你的赞扬，而是来自于达成所设目标的时刻。一旦体验过这种快感，就会如上瘾一般，一个接一个地进行挑战。这样的话就太好了。为了坚持到这个阶段，就先用布丁、巧克力、大福，或者喜欢的艺术家举办的音乐会这些看得见的奖励来助力吧！

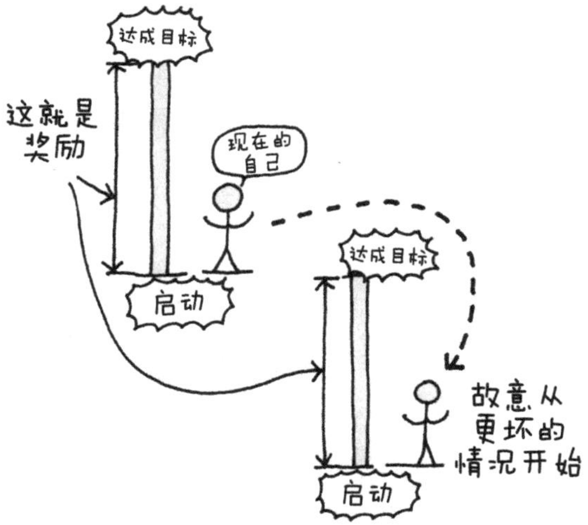

奖励的机制

在奖励（成就感）里面，其实还包括一种完全相反的奖励法，那就是故意将自己置于困苦的境地，然后从那里开始。

例如去闯鬼屋，故意去寻求惊悚的感觉，在到达出口的那一刻，瞬间放松下来所获得的快感。再比如，心愿实现之前，故意不吃喜欢吃的东西，当心愿实现时，将最爱吃的东西放入口中那一刻所获得的快感。这些都是故意从更坏的情况出发最后回到现状的奖励法。

其实所谓奖励就是现状与目标终点的差距。越过了这个差距，也就得到了快感！

不过，最开始时如果这个差距过大，达成目标的难度一定会骤增。建议大家先从小目标入手，去逐步实现，这样做效果应该会好得多。

到底选什么作为奖励呢？仅仅想一想就让人感到振奋。想象一下目标达成后，得到奖励开心不已的自己，然后再接再厉吧！

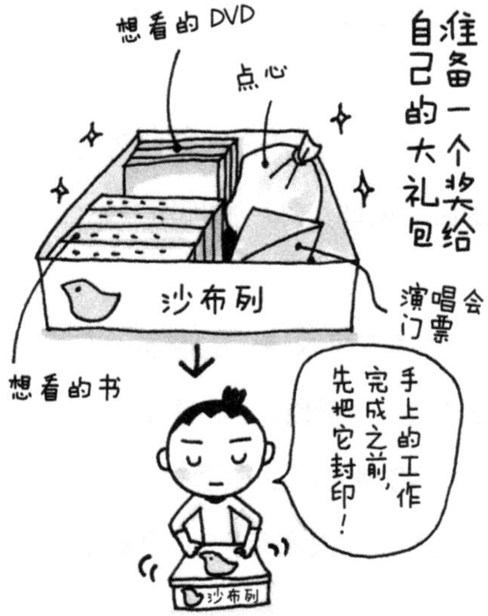
想看的DVD
点心
准备一个奖给自己的大礼包
沙布列
演唱会门票
想看的书
手上的工作完成之前，先把它封印！
沙布列

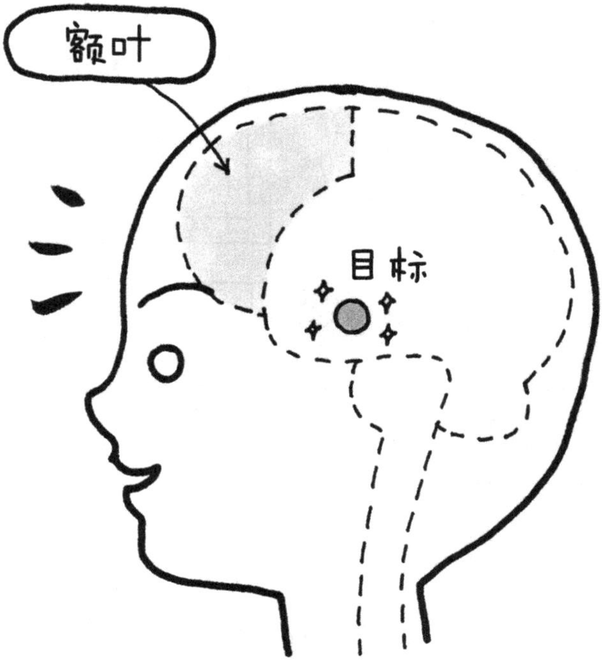

开关①

（沉浸其中）

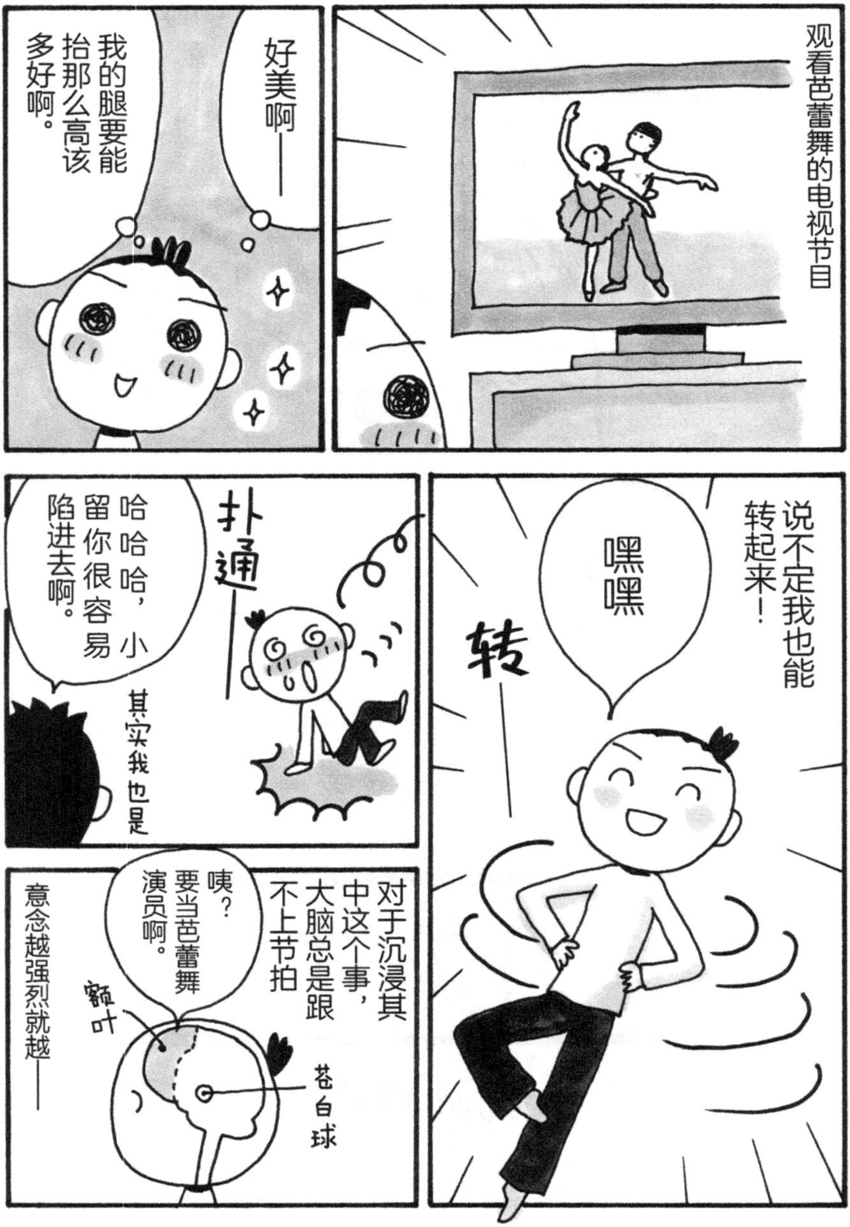

观看芭蕾舞的电视节目
好美啊——
我的腿要能抬那么高该多好啊。
说不定我也能转起来！
嘿嘿
转
扑通
哈哈哈，小留你很容易陷进去啊。
其实我也是
对于沉浸其中这个事，大脑总是跟不上节拍
咦？要当芭蕾舞演员啊。
额叶
苍白球
意念越强烈就越——

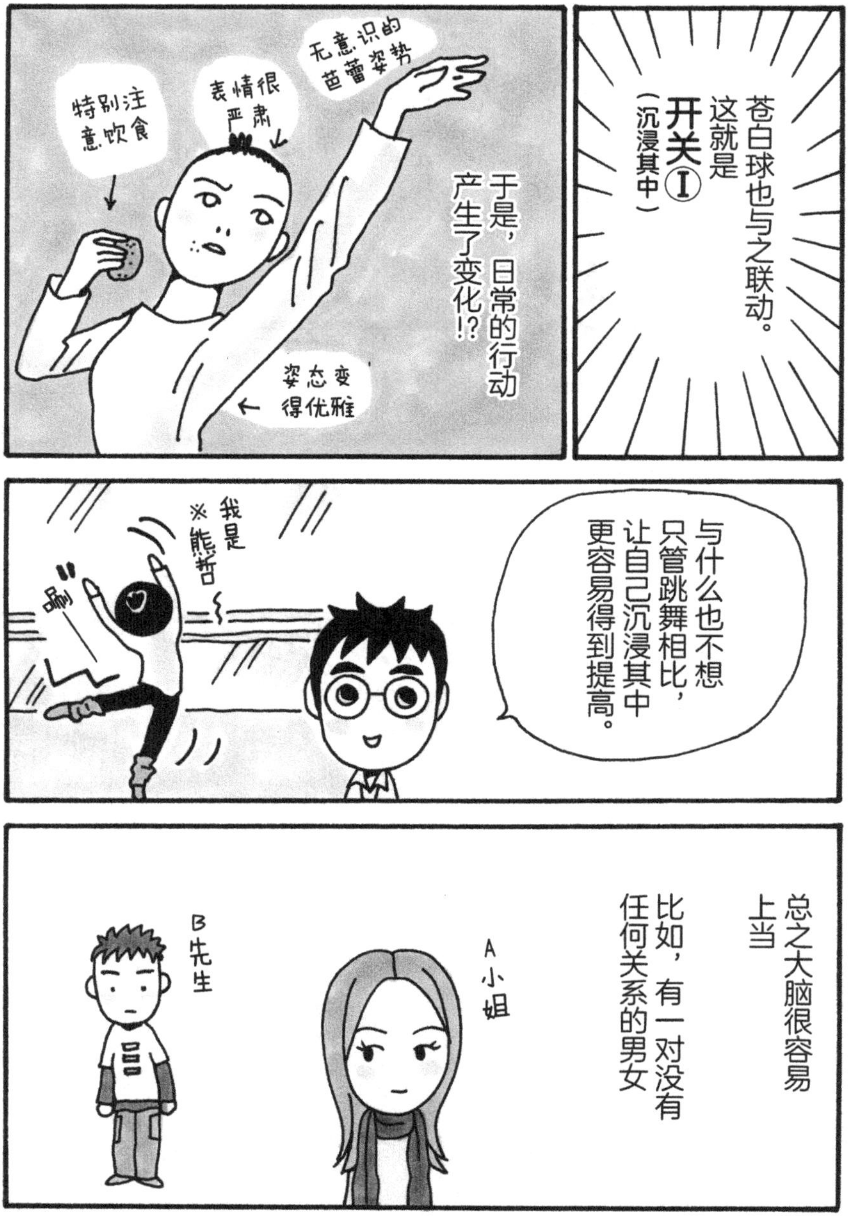
苍白球也与之联动。
这就是
开关Ⅰ
（沉浸其中）
于是，日常的行动产生了变化!?
无意识的芭蕾姿势
表情很严肃
特别注意饮食
姿态变得优雅
与什么也不想只管跳舞相比，让自己沉浸其中更容易得到提高。
※我是熊哲
唰
总之大脑很容易上当
比如，有一对没有任何关系的男女
A小姐
B先生

※熊川哲也先生

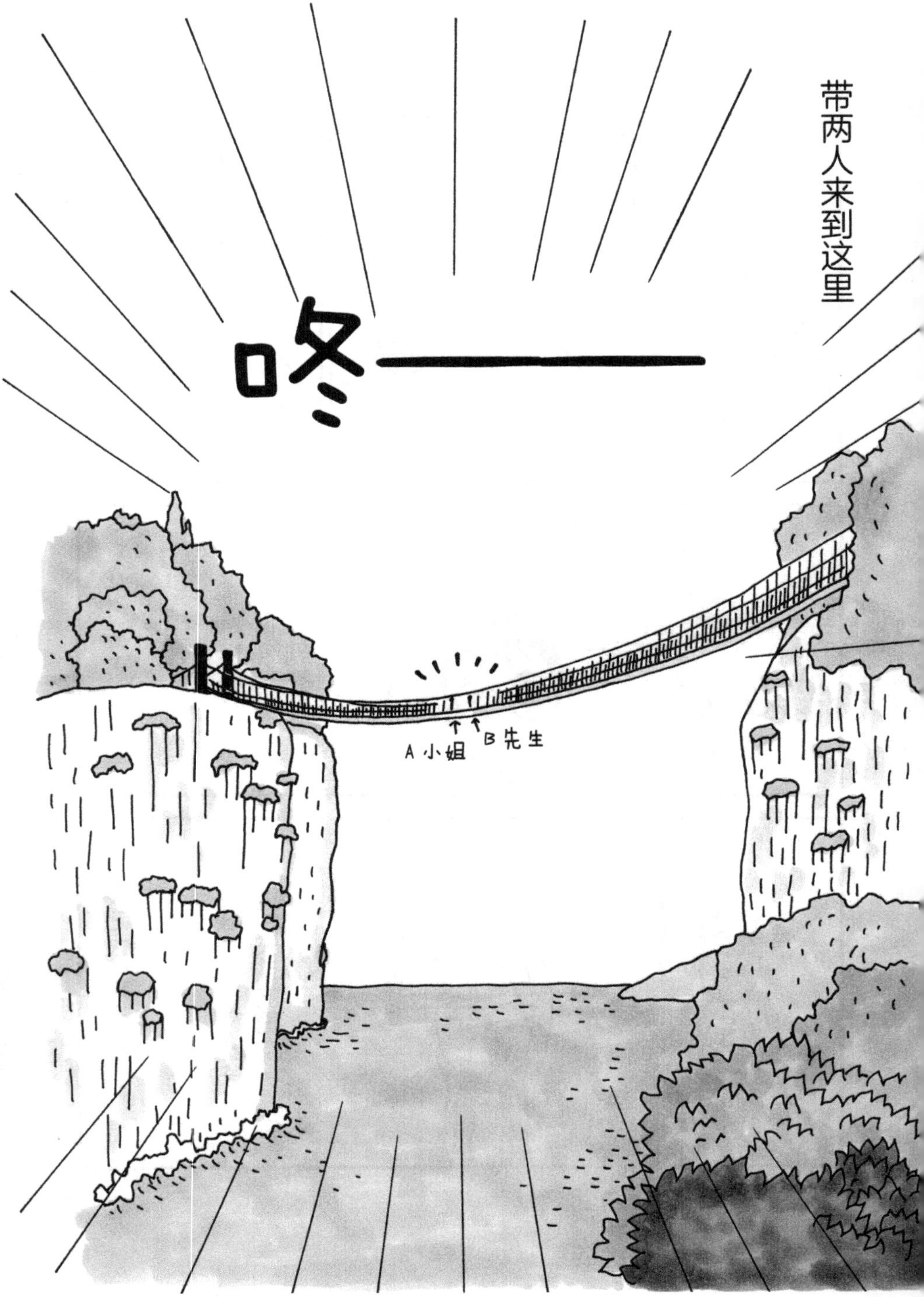
带两人来到这里
咚——
A小姐
B先生

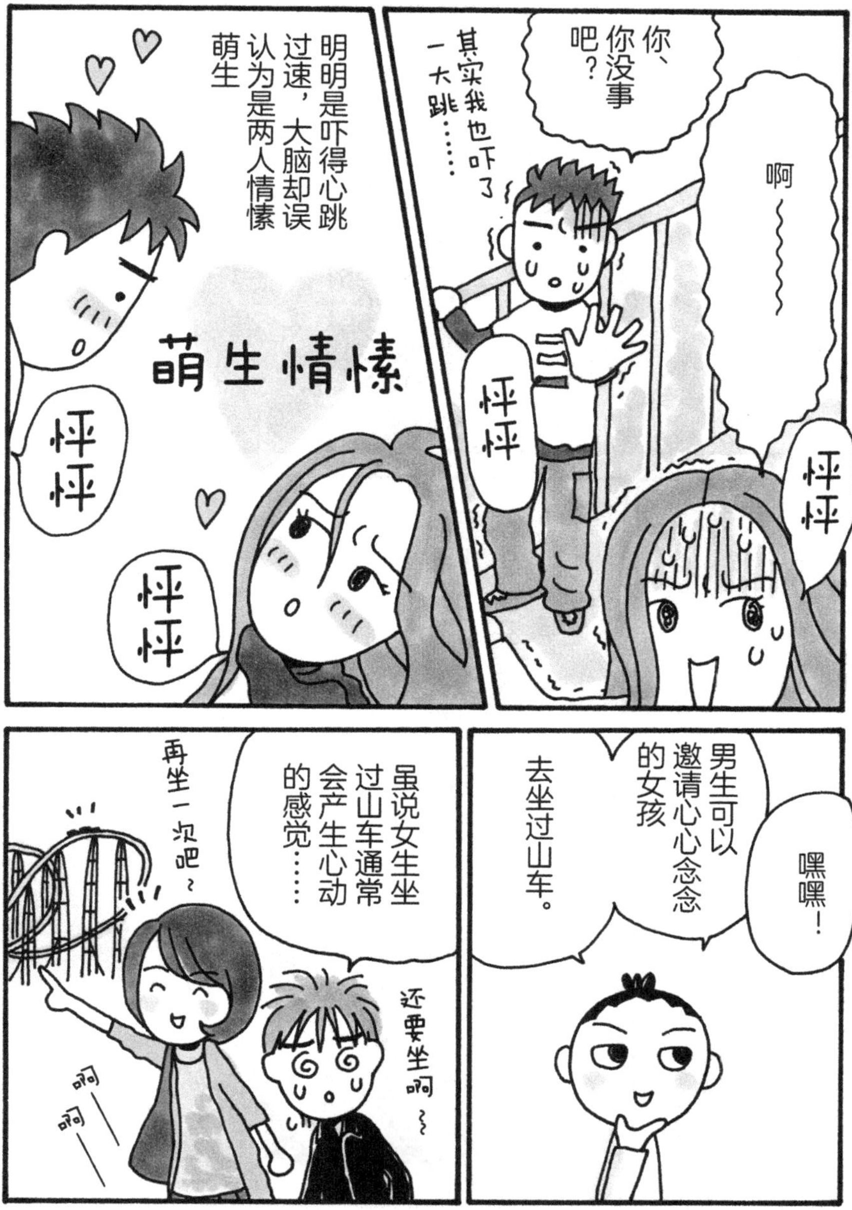
你、你没事吧？
其实我也吓了一大跳……
啊～～～
怦怦
怦怦
明明是吓得心跳过速，大脑却误认为是两人情愫萌生
萌生情愫
怦怦
怦怦
男生可以邀请心心念念的女孩去坐过山车。
嘿嘿！
虽说女生坐过山车通常会产生心动的感觉……
再坐一次吧～
还要坐啊～
啊——
啊——

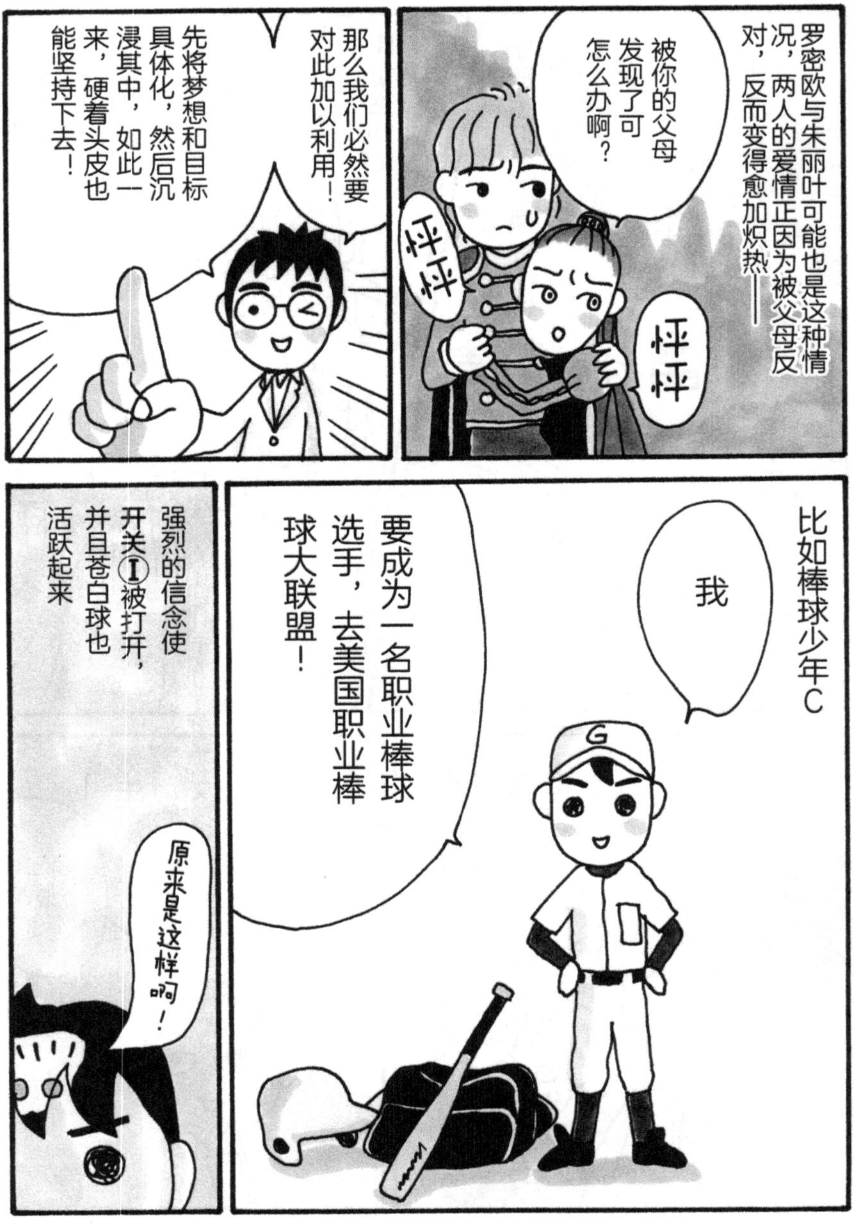
罗密欧与朱丽叶可能也是这种情况，两人的爱情正因为被父母反对，反而变得愈加炽热——
被你的父母发现了可怎么办啊？
怦怦
怦怦
那么我们必然要对此加以利用！
先将梦想和目标具体化，然后沉浸其中，如此一来，硬着头皮也能坚持下去！
比如棒球少年C
我
要成为一名职业棒球选手，去美国职业棒球大联盟！
强烈的信念使开关Ⅰ被打开，并且苍白球也活跃起来
原来是这样啊！

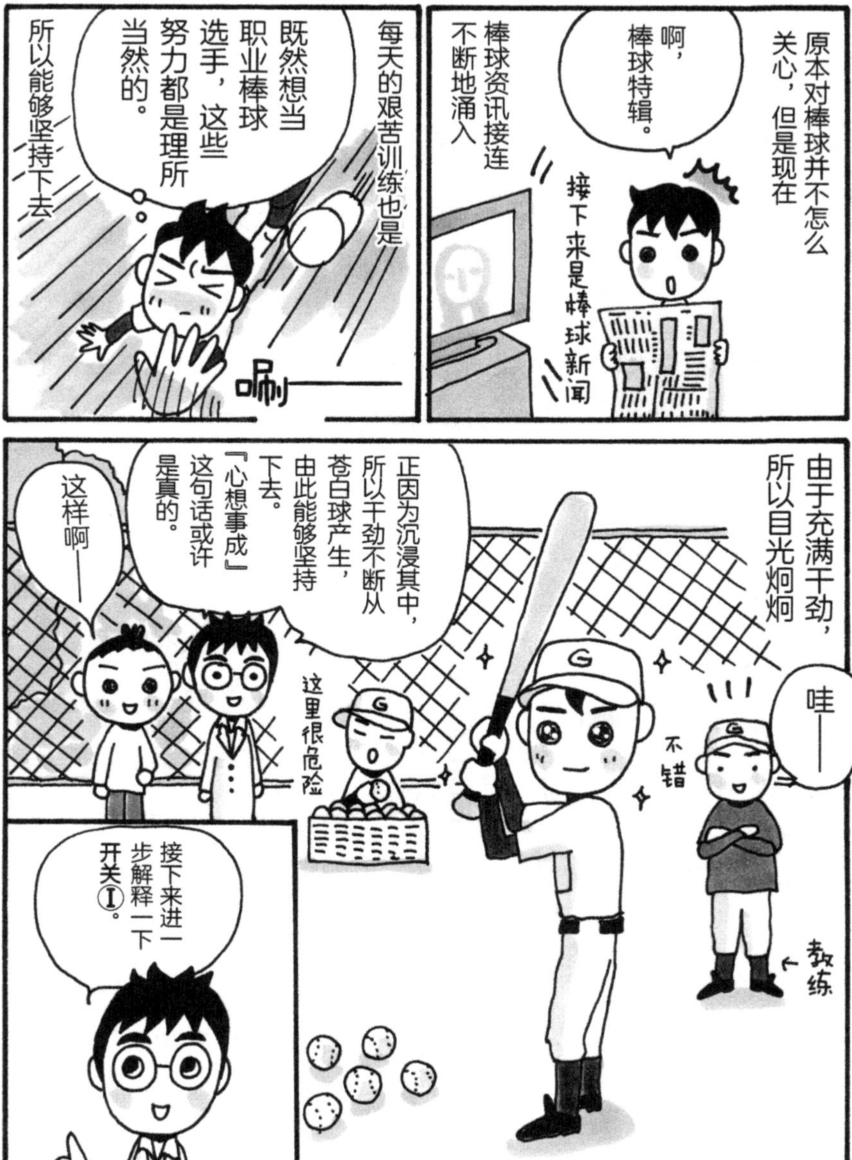

原本对棒球并不怎么关心，但是现在
啊，棒球特辑。
接下来是棒球新闻
棒球资讯接连不断地涌入
每天的艰苦训练也是
既然想当职业棒球选手，这些努力都是理所当然的。
所以能够坚持下去
唰——
由于充满干劲，所以目光炯炯
哇——
不错
教练
这里很危险
正因为沉浸其中，所以干劲不断从苍白球产生，由此能够坚持下去。『心想事成』这句话或许是真的。
这样啊——
接下来进一步解释一下开关Ⅰ。

沉浸在想要实现的目标中！

吊桥效应是大脑容易上当的一个好例子，在这里池谷先生还告诉我另一个有趣的例子。在生气的时候如果是心跳很快的状态，那么此时的反应一定会比心跳相对平缓时的反应激烈。

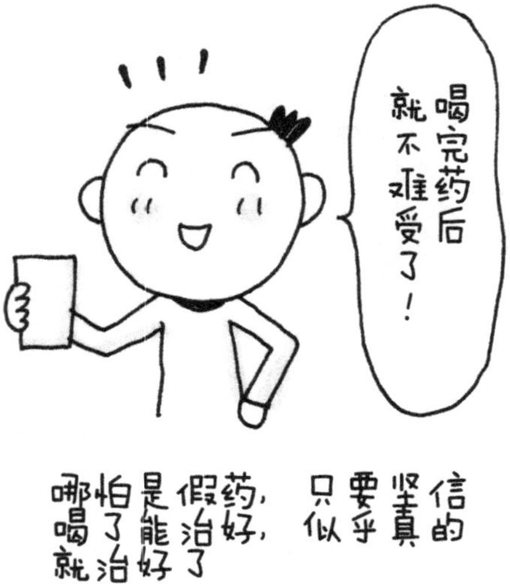
喝完药后
就不难受了！
哪怕是假药，只要坚信喝了能治好，似乎真的就治好了

心跳过速的时候，大脑会认为心跳这么激烈，一定是遭遇了（比实际）严重的事情。如果是在吊桥上或者鬼屋里惹怒了别人，那么对方要比平时的反应更加激烈。刚刚运动完等情况也是如此。因此，要惹人生气时，千万要选好地点。尤其是分手之类的情况，一定要多加注意。

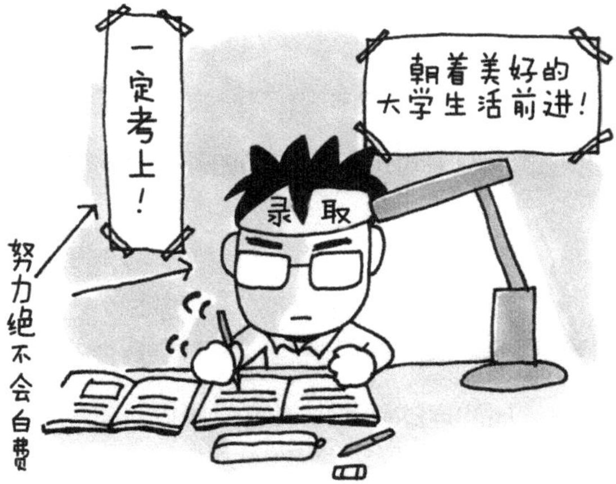
一定考上！
朝着美好的大学生活前进！
录取
努力绝不会白费

说起大脑容易上当这件事，还有个话题，那就是吃药。

坚信“只要服下这个药，病就能好转”，结果病真的好了，即使这个药是维生素。这种事相信不少人听说过。话说我读小学的时候，妈妈每天都会给我吃一种药。这个药装在大瓶子里，说是治肚子的药（其实是维生素）。不可思议的是，只要我早上吃了这个药，肚子就真的很舒坦。大概是因为我吃药的时候坚信只要喝了它就不会闹肚子，所以才有这样的感觉吧。

沉浸其中→上当→深信不疑

棒球比赛的啦啦队也是这样的。“一发本垒打！”“双杀，接住！”等加油声，能越过意识来对选手们的苍白球施加影响，从而激发选手们的干劲。

当选手们沉睡的力量被再度唤醒，有时果真能打出本垒打或者取得双杀。也就是说，加油声的确可以提高打出好球的概率。啦啦队的横幅也好，队旗也好，绝对不是用来虚张声势的。加油声能够越过意识引导苍白球产生干劲，所以即使读中学的儿子觉得难为情，不让给他加油，也最好前去支持。

考生的标语和头带也是如此。虽然看习惯后，逐渐就不当回事了，但是不受控于意识的大脑会时时刻刻认真地看着。墙上贴一个“考上了”的贴纸，并且想象自己考上时的场景，如此一来，考上的概率可能真的会提高。不、不，报考的学校有校服的话，不如弄一套来穿着它学习。

沉浸在你想实现的目标里可以使额叶活跃起来，苍白球也会随之活跃。大家都尝试这么做吧。

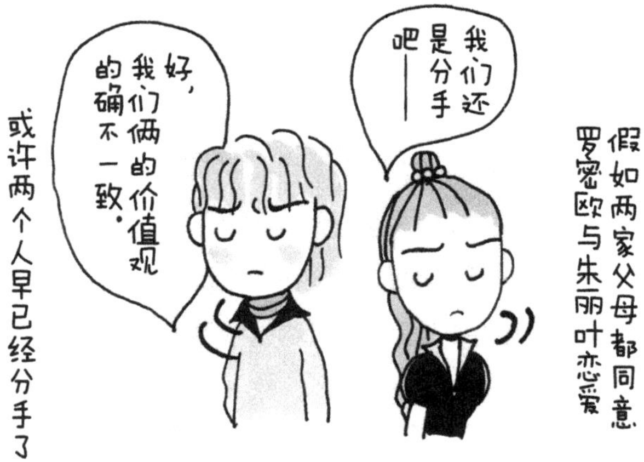
假如两家父母都同意
罗密欧与朱丽叶恋爱
我们还是分手吧——
好，我们俩的价值观的确不一致。
或许两个人早已经分手了

机制篇2小结

使苍白球活跃起来的 4 个开关。

开关Ⓑ（Body，让身体动起来）

◎该开关通过身体活动来控制。

◎越是没有干劲的时候越要尝试走出门去。

开关Ⓔ（Experience，换一种与以往不同的做法）

◎该开关通过换一个新环境或换一种新方式来控制。

◎即使是新鲜的事物，用不了多久，大脑也会习以为常。哪怕是细微之处也好，调整一下着眼点，改变一下方式，转换一下心情，一定会有非常好的效果。

开关Ⓡ（Reward，给予奖励）

◎该开关通过奖励（快感）来控制。

◎因快感而受到刺激的腹侧被盖区具有很大的能量，成为能够坚持下去的原动力。

开关Ⓘ（Ideomotor，沉浸其中）

◎该开关通过沉浸到想实现的目标中来控制。

◎越深信不疑，大脑越容易上当，干劲越强。

第 3 章

试着去做吧

首先挑战坚持 20 天！

了解了坚持的原理后，大家是不是已经跃跃欲试了呢？是时候开始做些什么了吧。

开始做一件新的事情也可以，做之前半途而废的事情也可以。

重启一下心情，首先尝试挑战一下坚持 20 天。20 天这个数是和池谷先生一起定下的。最初的目标定得小一些。不要急，不要急，小目标挑战成功后，再逐渐实现大的目标。

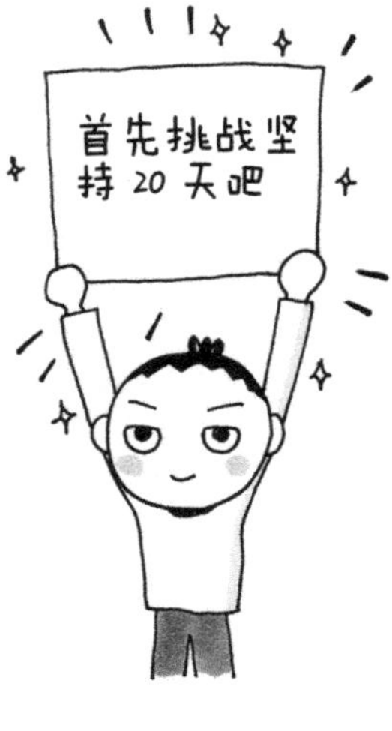

填在这里也行，写在自己的本子上也可以。反正要把自己的决心落实到纸上。

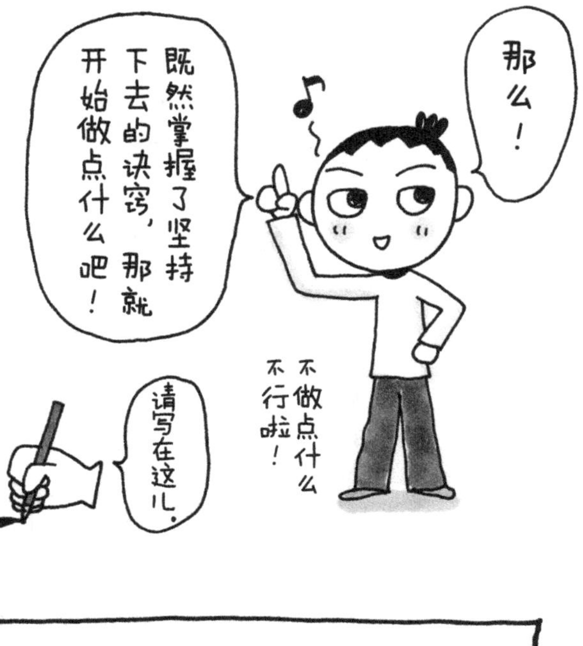

那么！
既然掌握了坚持下去的诀窍，那就开始做点什么吧！
不做点什么不行啦！
请写在这儿。

你

小留

每天早上学习 30 分钟英语（从早上 6 点开始）。

坚持 20 天

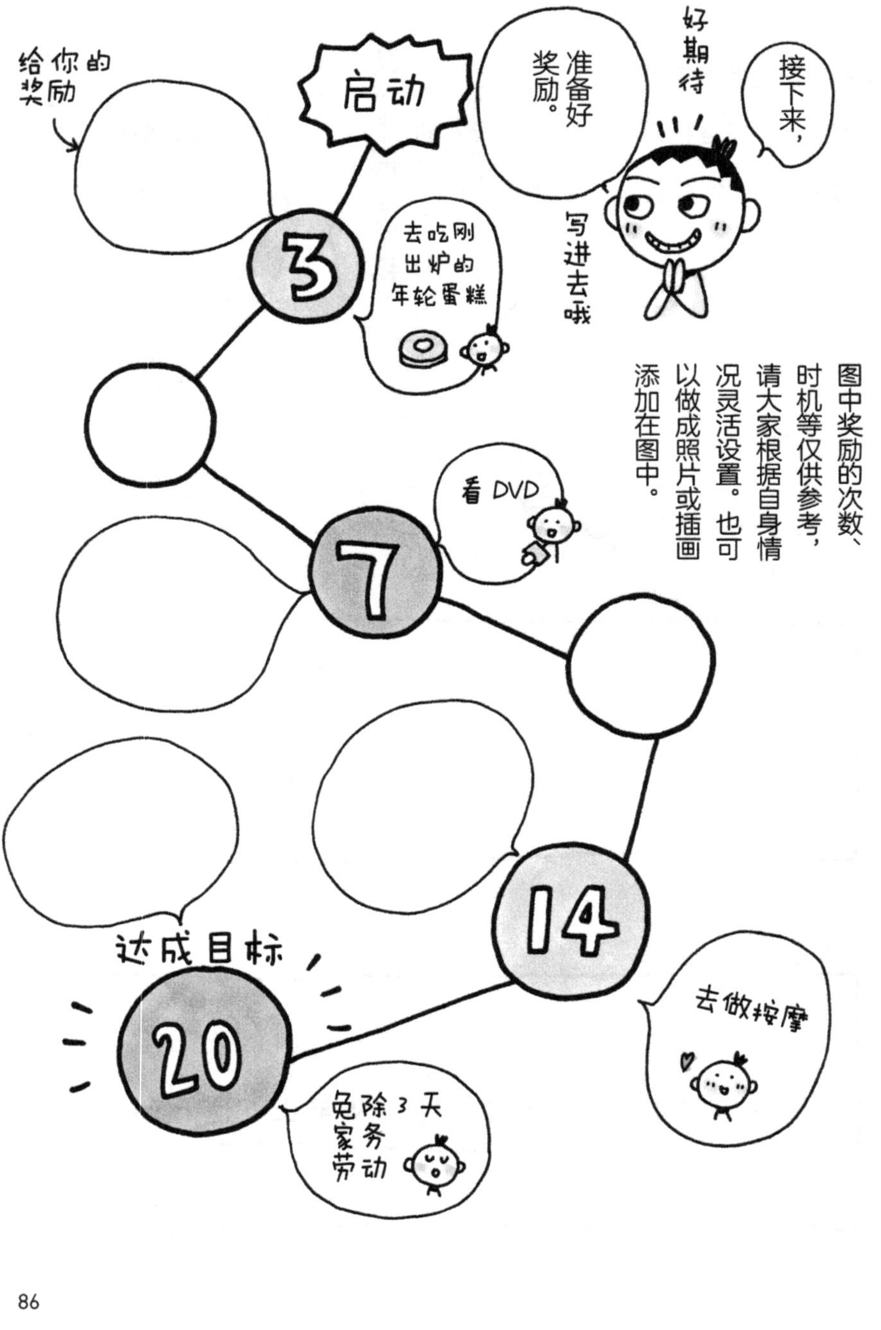
给你的奖励
启动
接下来，
准备好奖励。
好期待
写进去哦
3
去吃刚出炉的年轮蛋糕
7
看 DVD
14
去做按摩
达成目标
20
免除3天家务劳动
图中奖励的次数、时机等仅供参考，请大家根据自身情况灵活设置。也可以做成照片或插画添加在图中。

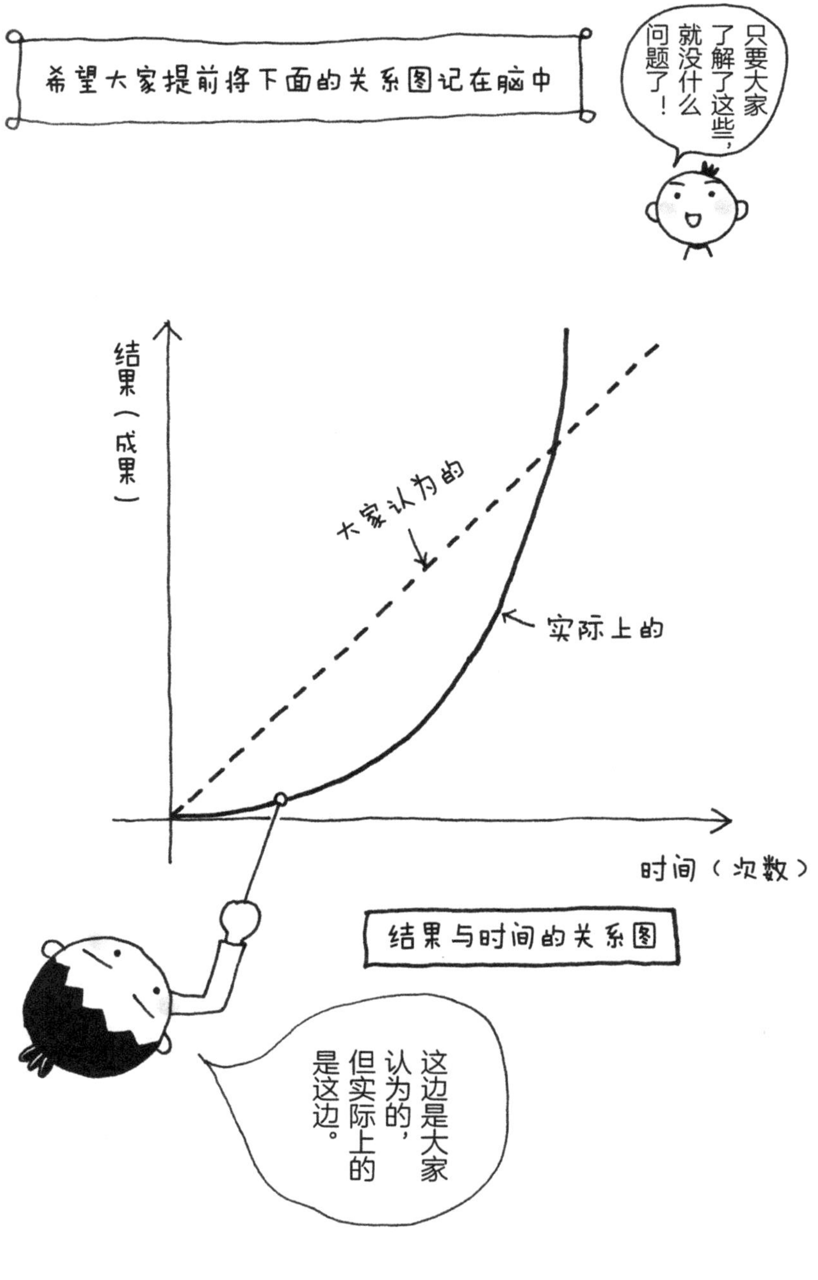
希望大家提前将下面的关系图记在脑中
只要大家了解了这些，就没什么问题了！
结果（成果）
大家认为的
实际上的
时间（次数）
结果与时间的关系图
这边是大家认为的，但实际上的是这边。

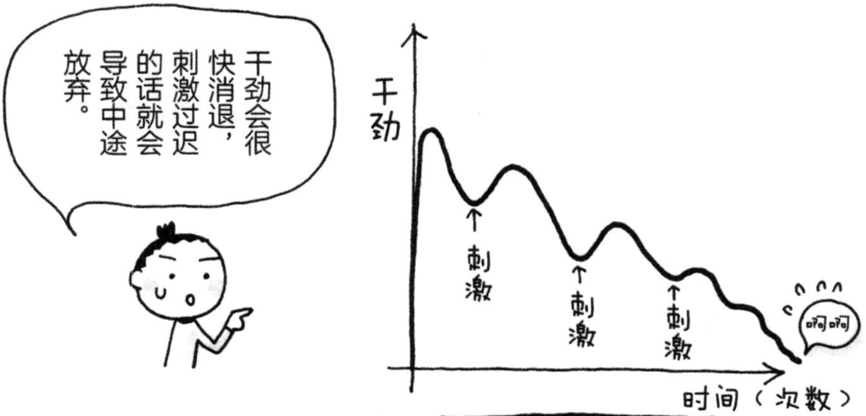
干劲会很快消退，刺激过迟的话就会导致中途放弃。
干劲
刺激
刺激
刺激
啊啊
时间（次数）
干劲与时间的关系图
（放弃的例子）

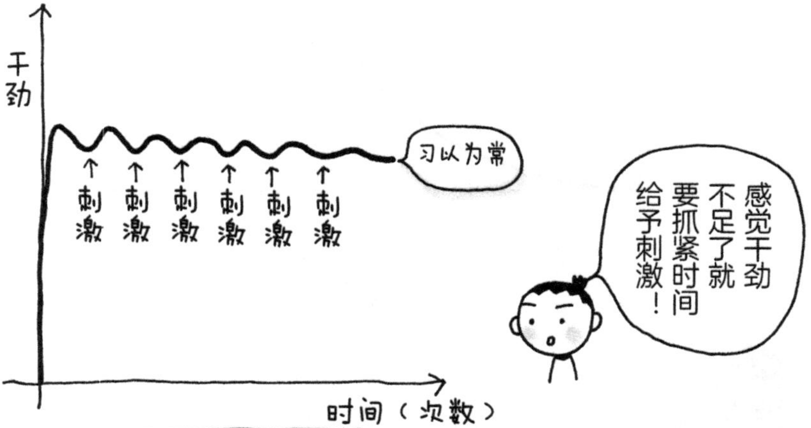
干劲
刺激
刺激
刺激
刺激
刺激
刺激
习以为常
时间（次数）
感觉干劲不足了就要抓紧时间给予刺激！
干劲与时间的关系图
（坚持的例子）

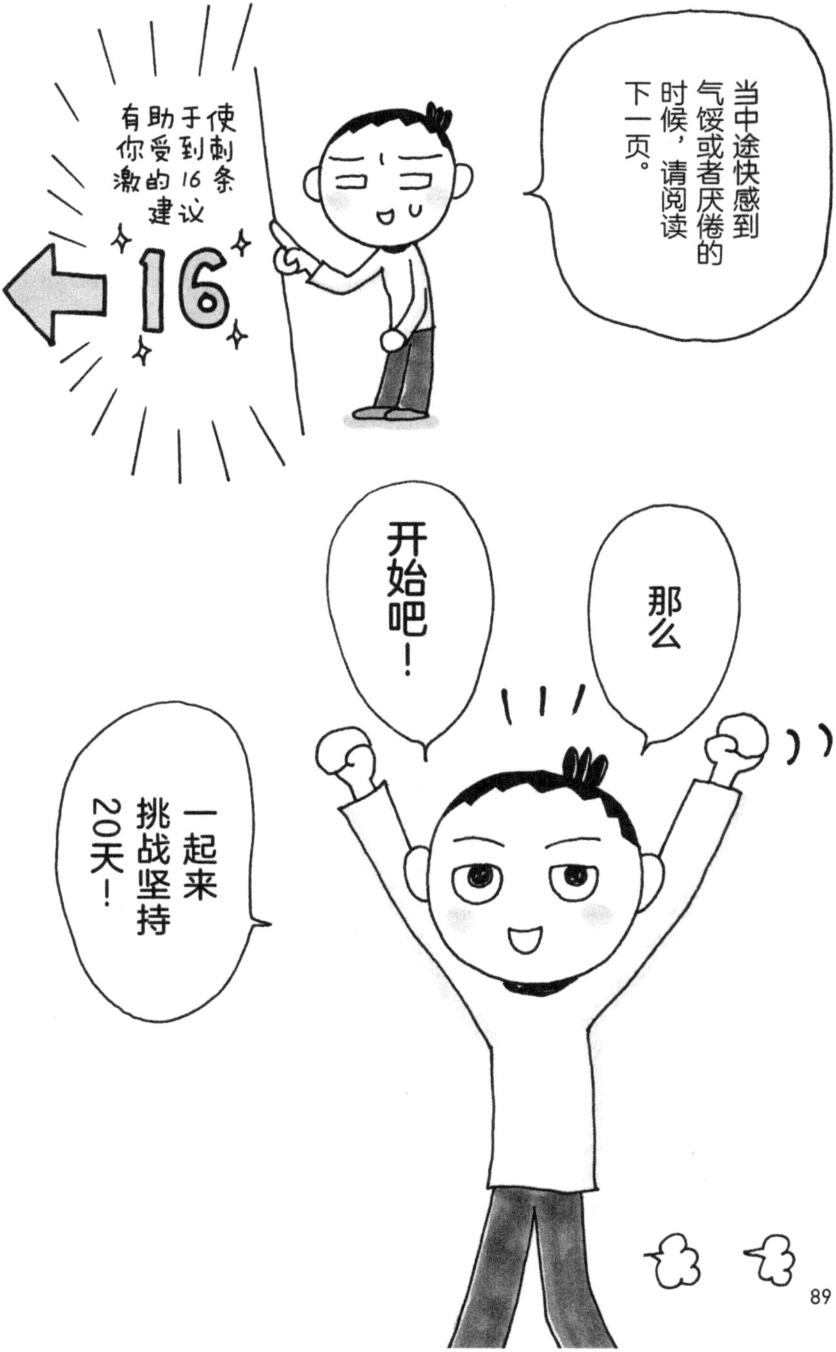
有助于使你受到刺激的16条建议
16
当中途快感到气馁或者厌倦的时候，请阅读下一页。
那么
开始吧！
一起来挑战坚持20天！

01 最初的目标要定得小一点

开关®[1]

定目标的时候心气很足，所以目标往往定得比较大。感觉目标定得大一些，成果也会大一些。

且慢。如果有个从未参加过登山活动的人，一上来就打算挑战阿尔卑斯山，这无疑是个危险的举动，估计登顶之前就会遇难。与其这样蛮干，不如先就近找一座海拔 1000 米左右的山去攀登，等到爬这座山没有问题以后，再逐步去攀登更高一些的山峰。

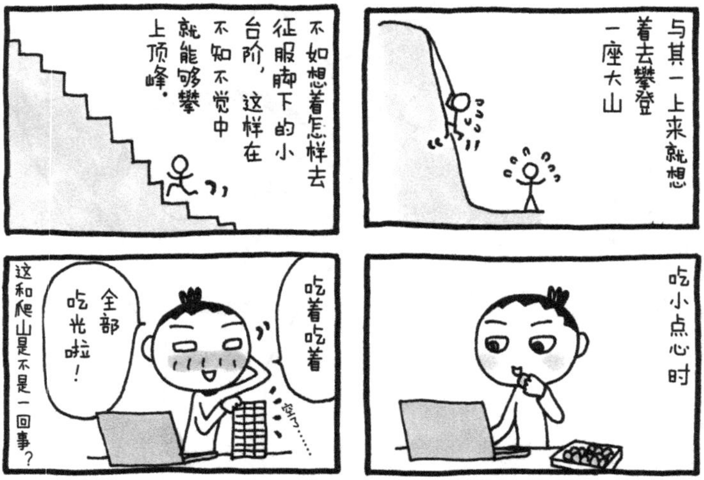
与其一上来就想着去攀登一座大山
不如想着怎样去征服脚下的小台阶，这样在不知不觉中就能够攀上顶峰。
吃小点心时
吃着吃着
全部吃光啦！
空了……
这和爬山是不是一回事？

---

1 严格来讲，开关的种类与正文内容并不完全吻合。

我家附近有座山叫西凤翩山，那里有条入门级的徒步登山线路，即使是我这种没什么登山经验的人，也能轻松爬上去，感觉很有成就感。

为了能够坚持下去，最初将目标设定得稍微小一点可能比较合适。重要的是先养成习惯。

在坚持的过程中，可以逐渐加大目标。

首先挑战坚持 20 天！

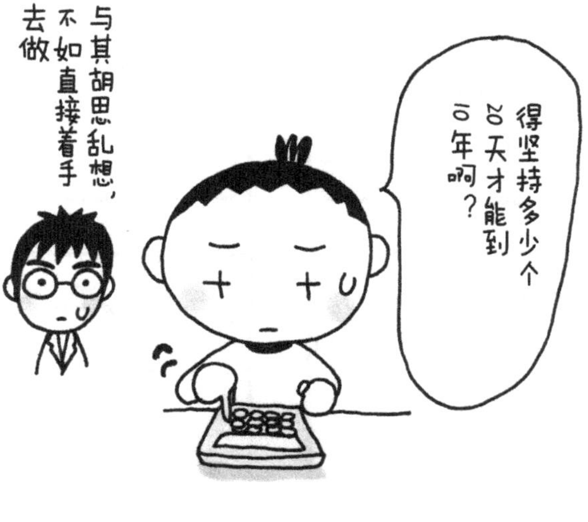
与其胡思乱想，不如直接着手去做
得坚持多少个20天才能到10年啊？

02 饭吃八分饱

开关®

就像前面提到的那样，在刚开始的阶段，因为想做，所以心气非常足，于是不由自主地做了很长时间。不过，一上来就花很长时间的话，下次做之前就会觉得“啊，又要折腾那么长时间了”，心情多少会有点沉重。

另外，一上来就做太长时间的话，下次可能就做不了这么长的时间了，这会产生一种每况愈下的感觉。这种下滑的感觉会使人产生消极思想。

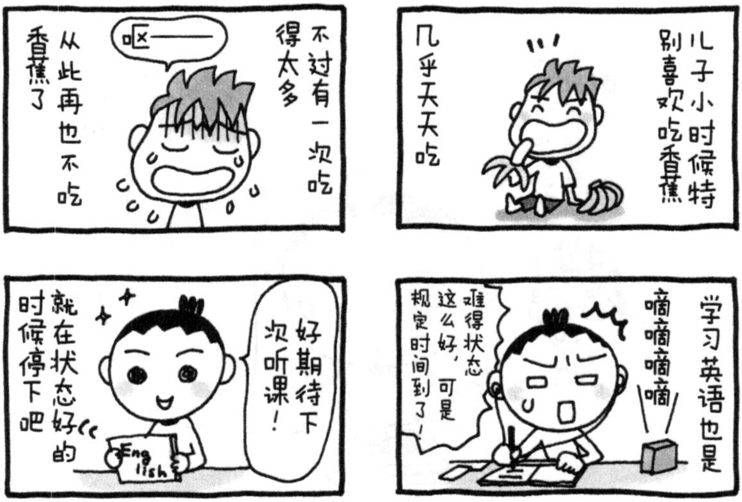

儿子小时候特别喜欢吃香蕉
几乎天天吃
不过有一次吃得太多
呕——
从此再也不吃香蕉了
学习英语也是
嘀嘀嘀嘀
难得状态这么好，可是规定时间到了！
好期待下次听课！
就在状态好的时候停下吧
English

所以我认为有必要说一下！

越是心气十足、状态很好的时候，就越要注意及时踩下刹车。饭要吃八分饱，如此一来，下次做的时候会有非常棒的专注力。

食物也是如此，哪怕再好吃的美食，一下子吃太多的话，一段时间内都不会再想吃了。但是如果吃到八分饱就停下来，那么下次还想吃。

下次变得更让人期待

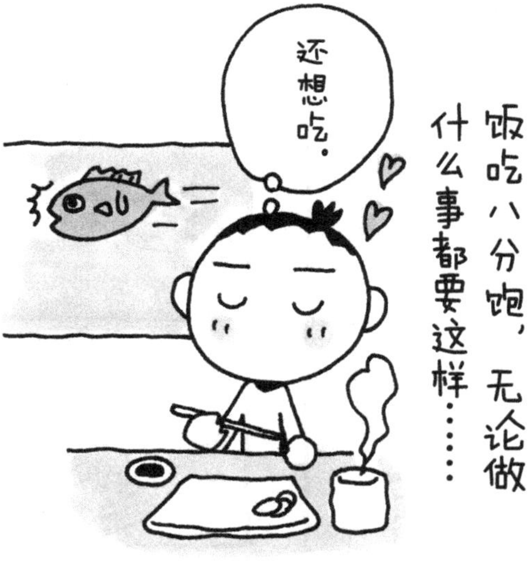

03 准备好奖励

开关 ®

上小学的时候，我曾在暑假去做广播体操。在最后一天，我得到了饮料和笔记本作为奖励，非常高兴。虽然是一个再普通不过的笔记本，可是得到这个本子后，就觉得那些天无论早上多么困，也都坚持起来做操的努力得到了回报。奖励的效果很好。

既然这样，我们完全可以自己来准备奖励。最简单的就是准备好吃的。然后，有较大进展的时候，也可以买买东西。在开始做之前，把自

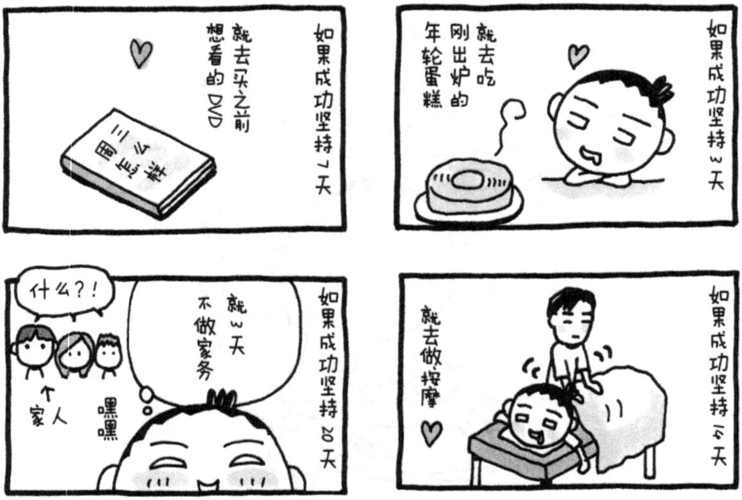

如果成功坚持7天
就去买之前想看的DVD
如果成功坚持3天
就去吃刚出炉的年轮蛋糕
什么?!
家人
嘿嘿
如果成功坚持20天
就3天不做家务
如果成功坚持5天
就去做按摩

己想要的东西具体写出来，做一个预算，同时考虑好买什么及在什么阶段去买。只是这样想一下，是不是就觉得很兴奋呢？

还可以去做一些其他的事情作为奖励。比如去和喜欢的人约会、去听喜欢的音乐会、去泡温泉、去做美体、去做按摩等。

这些奖励放在一个随时能看到的地方比较有效果，比如把音乐会的门票贴在墙上、把想要的衣服或包包的剪报贴在笔记本中，等等。不过，控制好奖励的量很重要，注意不要过多。稍欠一点点的程度可能比较好。

想象一下得到奖励后的自己

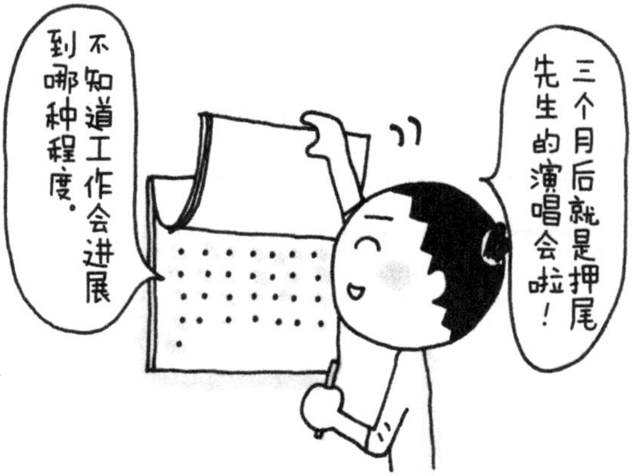
三个月后就是押尾先生的演唱会啦！
不知道工作会进展到哪种程度。

04 在同一时间段去做

开关 Ⓑ
开关 Ⓔ

我的大女儿读高一，在一次升学说明会上，我听到了这样一句话。

“要想提高在家学习的效率，必须定好 4 个时间。”

这 4 个时间分别是起床时间、开始学习的时间、晚饭时间和睡觉的时间。据说这样坚持一段时间后，渐渐地，时间一到，身体就会主动做好准备。比如快到学习的时间时，身体就开始躁动。坐到书桌前应该就能静下来了。

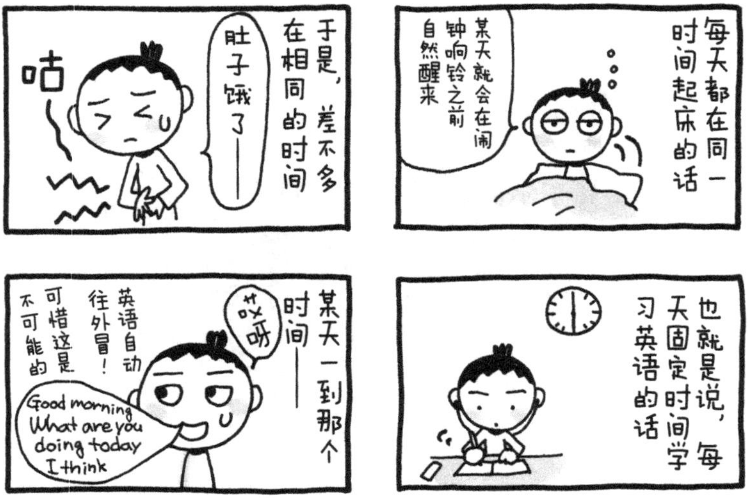

每天都在同一时间起床的话
某天就会在闹钟响铃之前自然醒来
于是，差不多在相同的时间
肚子饿了——
咕
也就是说，每天固定时间学习英语的话
某天一到那个时间——
哎呀
英语自动往外冒！
Good morning What are you doing today I think
可惜这是不可能的

的确，如果每天都在同一时间起床，可能从某天开始你就会在闹钟响铃前 5 分钟自然醒来。另外，最近每天起床后我都会稍微练习一下瑜伽，然后学习英语。如果因为某种理由没有做，就会感觉少点什么。莫非这就是所谓的生物钟？

虽然狮子并不总是在相同的时间感到饥饿，但是研究发现，狮子的确是在肚子开始饿的时候，注意力最集中且动作最敏捷。这是为了狩猎成功。

我们没有理由不去遵循大自然的法则！

形成生物钟

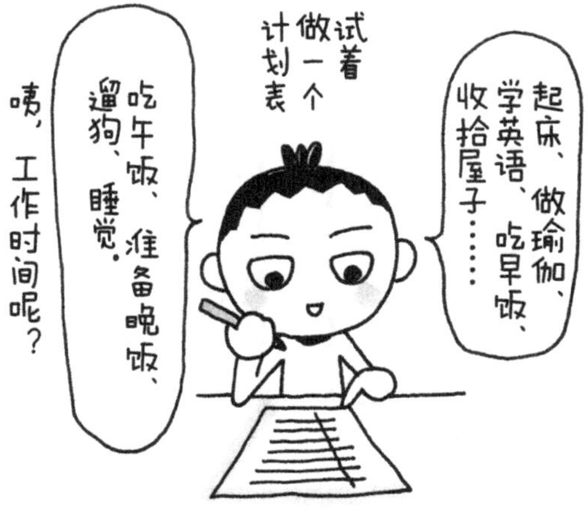

试着做一个计划表
起床、做瑜伽、学英语、吃早饭、收拾屋子……
吃午饭、准备晚饭、遛狗、睡觉。
咦，工作时间呢？

05 从装备入手

开关 Ⓘ
开关 Ⓔ
开关 Ⓑ

在开始学一样东西的时候，你是一上来就痛快地把所有装备配齐的类型，还是先观望一段时间，然后一点一点配置装备的类型？

我是个比较谨慎的人，刚上来我会观察，一旦感觉有戏，就会一下子买齐所有装备，让身边的人大吃一惊。话说回来，装备的确非常重要。

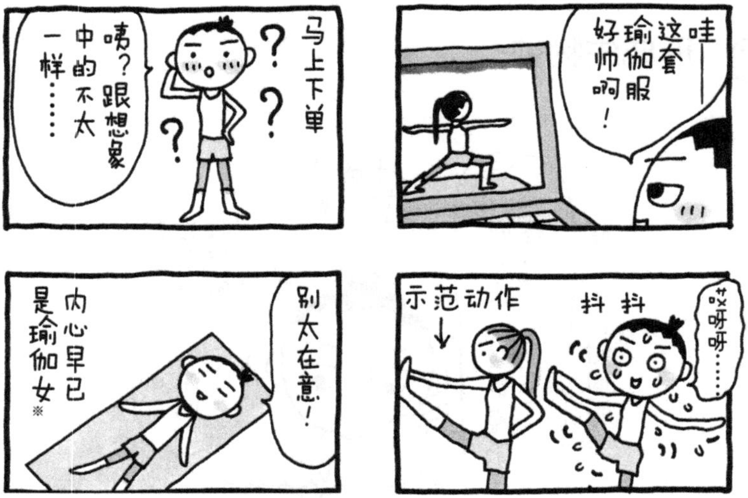
哇——这套瑜伽服好帅啊！
马上下单
咦？跟想象中的不太一样……
示范动作
抖抖
哎呀呀……
别太在意！
内心早已是瑜伽女※

※ yogini（练瑜伽的女性，女瑜伽师）。

比如，我打算养成做瑜伽的习惯，为此穿上了与自己崇拜的女瑜伽师同款的瑜伽服。当然，自己的体型相差甚远，柔韧性也不行，做出的动作根本不能跟人家相提并论。感觉好丢脸。

不过这时要让自己沉浸到瑜伽中，把自己想象成一位瑜伽师。我会开始分析自己如何才能和那位瑜伽师一样把自己的身体锻炼得紧致且柔软，练习方法、饮食、思考方式等都开始努力向她靠近，并且会立即开始行动。只要彻底沉浸其中，大脑就容易当真，因此你并不会觉得特别辛苦。信念越强，效果就越明显。

一开始就投资买齐所有装备，这种行为也包含了后面第 10 条建议提到的内容。

沉浸其中就能迈向成功

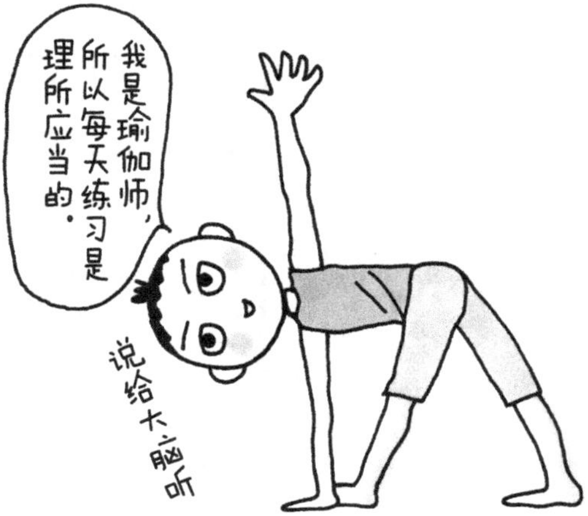
我是瑜伽师，所以每天练习是理所应当的。
说给大脑听

06 沉浸式妄想

开关 ①

押尾光太郎先生是我非常喜欢的指弹吉他演奏家。据说他在读初二的时候，看到一个男同学因为弹吉他而大受女孩们的追捧，于是下决心开始学吉他。在过了大约 25 年后，他成为一名伟大的吉他演奏家。

打算开始做某事的动机往往很俗，比如“希望受欢迎”“希望别人觉得帅气”“希望别人觉得漂亮”“希望被人尊敬”“希望被人夸奖”等。我自己也不例外，开始练习英语会话的其中一个动机就是觉得会说英语很帅气。

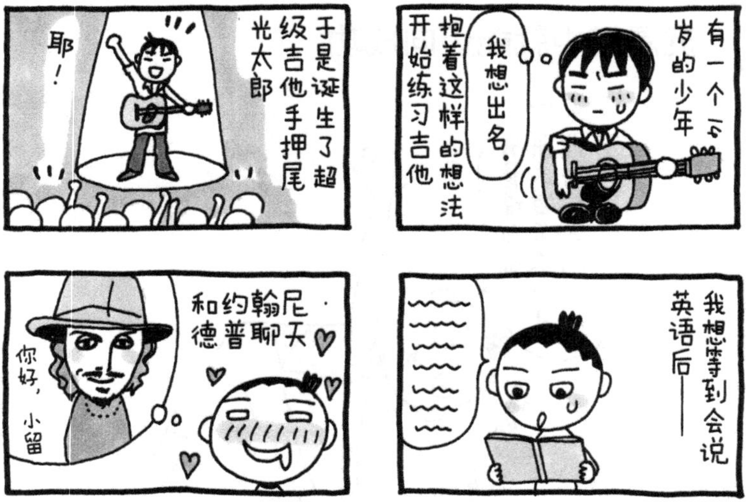

有一个16岁的少年
我想出名。
抱着这样的想法开始练习吉他
于是诞生了超级吉他手押尾光太郎
耶!
我想等到会说英语后——
和约翰尼·德普聊天
你好，小留

不过在坚持的过程中，我体验到与英语圈当地人成功交谈的喜悦，这时想着与各种各样的人有更多的交流就好了，由此目标逐渐发生改变。为了使自己的英语在工作中也能够派上用场，我现在正以通过托业考试和实用英语技能检定[1]等为目标。

最初是什么样的契机无所谓，只要能坚持下去，接下来想要实现的目标就会逐渐明晰。

即便是别有用心也是很棒的动机

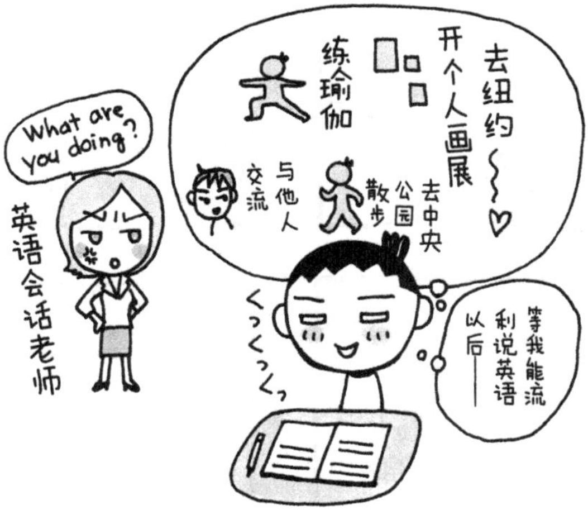

1　日本一项用于检测英语水平的考试。——编者注

07 拉上小伙伴

开关 Ⓔ

打算开始坚持做某事时，有小伙伴一起的话会比较好。关于组队，并不一定非得做相同的事情。

当初我推敲策划本书的时候，对于到底怎样才能成功坚持 20 天，尝试了许多方法。针对“拉上小伙伴”这个方法，我与本书的责任编辑组队进行了实验。我们在同一时间开始，以坚持 20 天为目标。

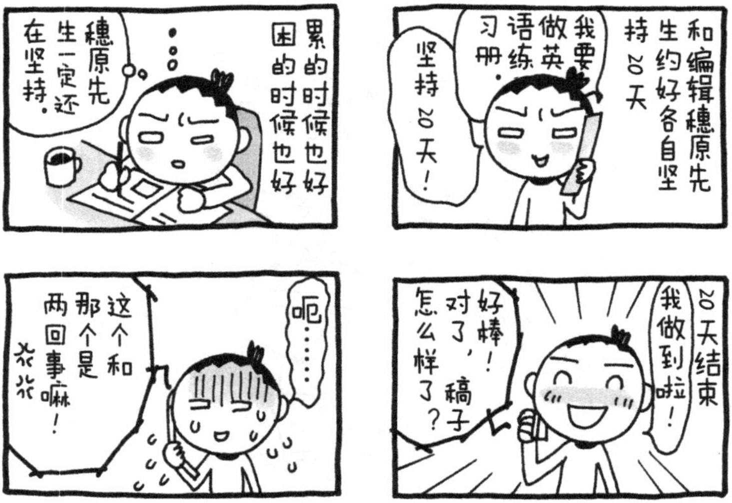

和编辑穗原先生约好各自坚持20天
我要做英语练习册。
坚持20天！
累的时候也好困的时候也好
穗原先生一定还在坚持。
20天结束
我做到啦！
好棒！对了，稿子怎么样了？
呃……
这个和那个是两回事嘛！

我每天做两页英语练习册，我的编辑最近开始练钢琴，他决定每天练 30 分钟。我们约好无论多忙，也要互相督促着把这 20 天坚持下来。

最终总算成功坚持了下来！我们每天都用邮件通知对方当天的任务完成情况。中途也有特殊情况实在无法完成，但是一想到我的编辑还在坚持，就想着明天绝对要补上，这对我坚持下去有很大的帮助。

要注意的是，同伴的选择要慎重。如果是那种第一天就吵着“不干了，我要放弃”的人，则会让你陷入一种恶性循环。

与其一个人，不如两个人一起

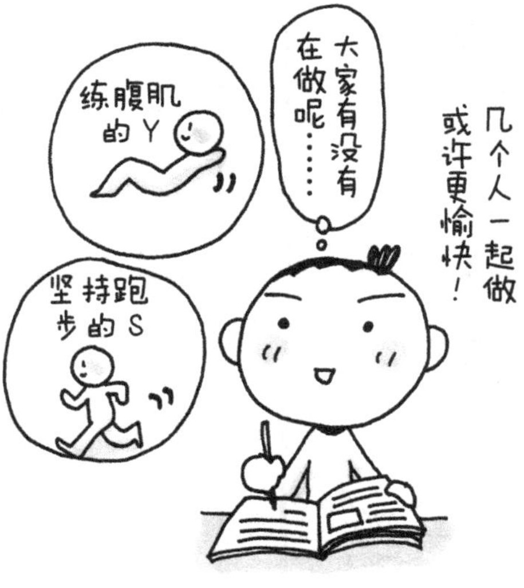
练腹肌的Y
大家有没有在做呢……
几个人一起做或许更愉快！
坚持跑步的S

08 找到夸赞自己的人

开关 ®

对孩子来说，有一个能够倾听且无条件地给予自己夸赞的人，比如爷爷、奶奶等，非常重要。这与溺爱是两回事，得到认可能让孩子感到安心。

对我来说，英语会话学校的老师就是这样的存在。我工作太忙，很难抽出时间去预习和复习，所以进步得特别慢。不过只要去听课，老师总能从发音或其他细微的地方来表扬我。

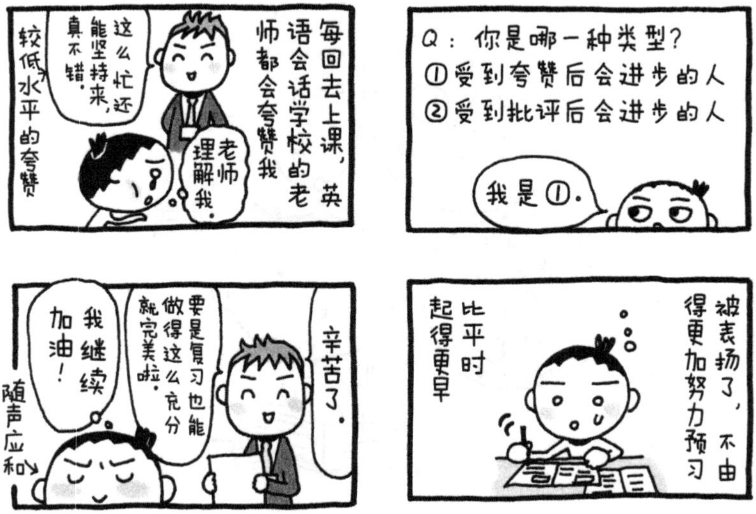

Q：你是哪一种类型？
①受到夸赞后会进步的人
②受到批评后会进步的人
我是①。
每回去上课，英语会话学校的老师都会夸赞我
老师理解我。
这么忙还能坚持来，真不错。
较低水平的夸赞
被表扬了，不由得更加努力预习
比平时起得更早
辛苦了。
要是复习也能做得这么充分就完美啦。
我继续加油！
随声应和

当然，夸赞也是老师分内的工作。为了激发出学生的干劲，多少带些夸张的成分。既然能激发出干劲，又何乐而不为呢。

但是，如果把受到夸赞当成理所当然的事情，那就有可能满足现状，停滞不前。因此我会定期参加考试，以便对自己的实力有一个客观的了解。

朋友也好，家人也好，同事也好，去找会夸赞自己的人吧。实在不行，求人夸赞自己也是个办法。

另外，我自己也想做一个懂得夸赞别人的人。

如果有人给予认可，我们的干劲就会被激发

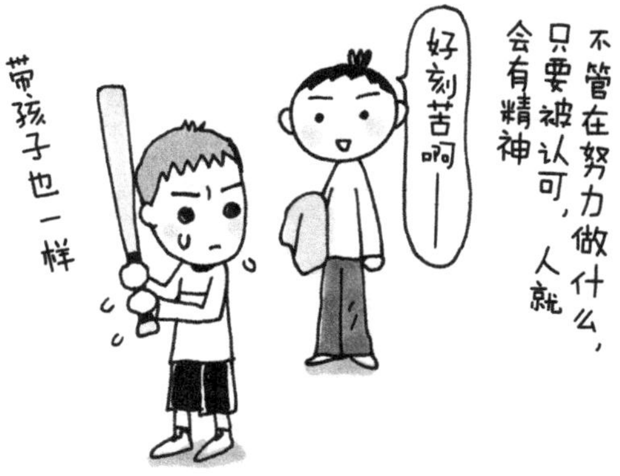
不管在努力做什么，
只要被认可，人就
会有精神
好刻苦啊——
带孩子也一样

09 坚持不下去是很正常的事

开关 Ⓔ

假设你在森林中行走，你不知道前面有个陷阱，于是掉了下去。你肯定被吓坏了，一定慌里慌张不知所措。但如果你事先知道这个陷阱，甚至还知道它的位置，那么一定步履轻盈，因为你只需绕开陷阱走就好了。就算是失误掉了下去，也因为事先有思想准备，会一笑了之。

坚持这个事情同理。就像之前多次讲到的那样，做的中途绝对会出现厌倦的情绪，因为大脑会刻意让你习以为常。这并不是你的错，坚持

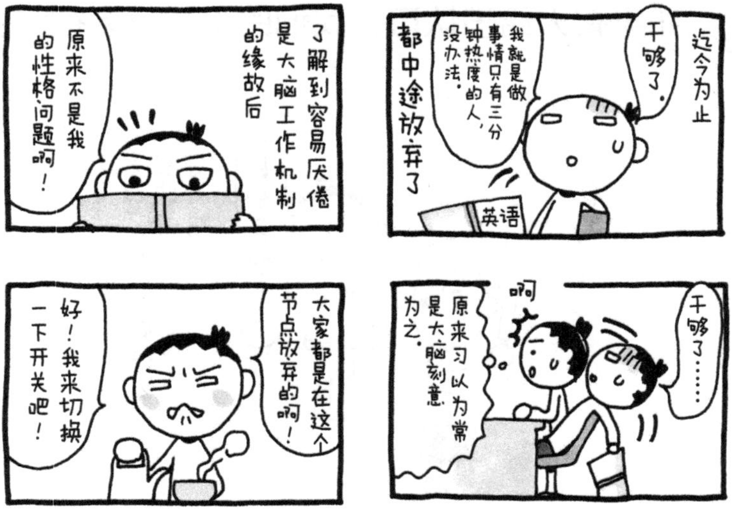
迄今为止
干够了。
我就是做事情只有三分钟热度的人，没办法。
都中途放弃了
英语
啊
原来习以为常是大脑刻意为之。
干够了……
了解到容易厌倦是大脑工作机制的缘故后
原来不是我的性格问题啊！
大家都是在这个节点放弃的啊！
好！我来切换一下开关吧！

不下去很正常。了解这些以后，即使有想要放弃的情绪出现，心里也不会有什么波动，最多会觉得“这种情绪还是来了啊”。

到了这一步，机会就来到你面前，因为只要越过了这道坎，你就进入到下一个阶段啦。

来翻过挡住大家的这堵墙吧

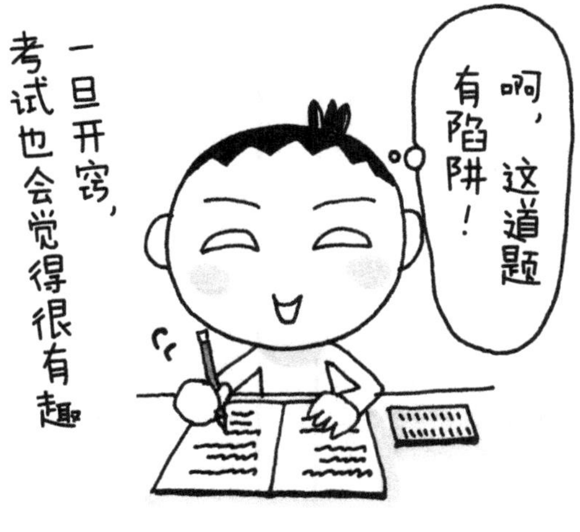
一旦开窍，考试也会觉得很有趣
啊，这道题有陷阱！

10 自己出钱

开关 Ⓔ
开关 Ⓡ

自己出钱属于逆向奖励。不是做到了会得到奖励，而是没做到的话会失去一些东西。不过这的确也是一种很棒的动机。

免费或者超低价格的东西虽说门槛较低，但同时存在容易放弃的问题。几十年前我跟着《广播英语会话》[1] 学习就是一个很好的例子。教材也不是很贵，所以我毫不犹豫地中途退出了。我做公司职员的时候，

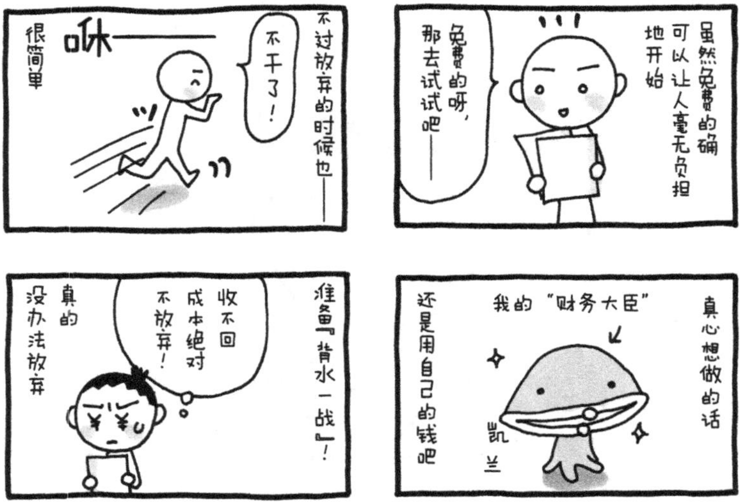

虽然免费的确可以让人毫无负担地开始
免费的呀，那去试试吧——
不过放弃的时候也——
不干了！
咻——
很简单
真心想做的话
我的“财务大臣”
还是用自己的钱吧
凯兰
准备『背水一战』！
收不回成本绝对不放弃！
真的没办法放弃

1 NHK 的一档语言学习节目。——编者注

曾参加过公司主办的英语会话培训班，学费非常便宜，老师还是外教，我最后也慢慢地退出了培训班。现在想来实在是太可惜了。

当然，根本不受这些事情的影响，一直坚持听课并最终取得成绩的人也有很多。

刚开始抱着随随便便的态度，但随着境况逐渐发生改变，想要坚持下去并取得成果的想法变得坚定起来，这时，一定要把自己的一些东西交出来。金钱也好，时间也好，只有这样你才能全身心投入。不过，还得由自己来把握那个度。

收回成本也是动机

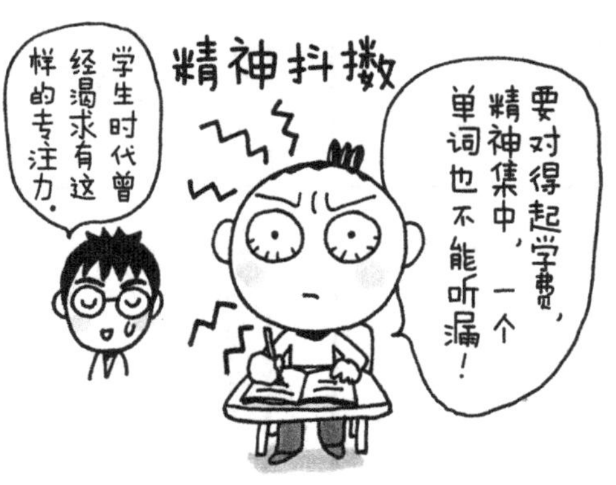
学生时代曾经渴求有这样的专注力。
精神抖擞
要对得起学费，精神集中，一个单词也不能听漏！

11 与现有的习惯接轨

开关 Ⓔ

想开始做一件新的事情的想法必然是好的。不过要将它植入日常的生活并不是一件简单的事，需要我们花费大量的精力和时间。情况允许的话，先设法将你想做的事与现有的习惯结合起来吧。

比如说泡澡，无论多么疲惫，我每天都会泡澡。利用泡澡时间真是再合适不过了。于是我决定坐在浴缸里的时候尝试将当天发生的事情用英语思考一遍。

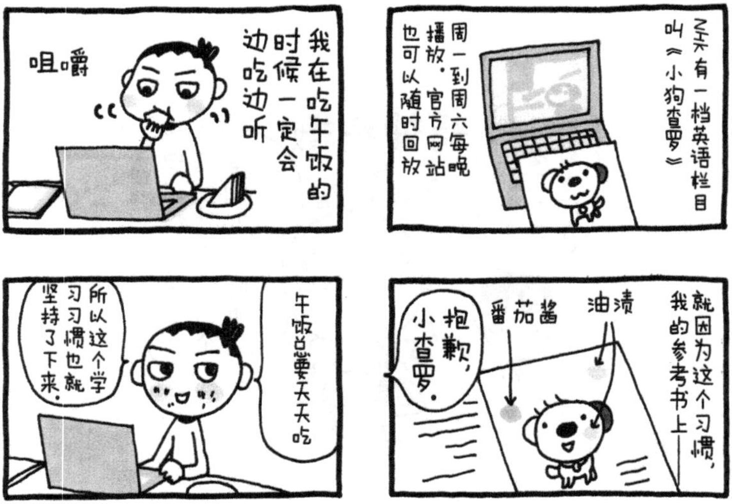

我在吃午饭的时候一定会边吃边听
咀嚼
NHK有一档英语栏目叫《小狗查罗》
周一到周六每晚播放，官方网站也可以随时回放
午饭总要天天吃
所以这个学习习惯也就坚持了下来。
就因为这个习惯，我的参考书上——
油渍
番茄酱
抱歉，小查罗。

刚开始的时候，我完全忘记了“用英语思考”这件事，出来擦身体的时候才突然想起来。不过后来逐渐在浴缸里想起要做这件事，开始自然地用英语思考，而且泡完澡出来，还会将它写下来。

遛狗的时候也可以尝试将映入眼帘的事物依次用英语翻译出来。这也是一种很棒的英语学习方式。

好好利用现有的习惯吧！

与“一定会做的事情”捆绑在一起做，就能坚持下去

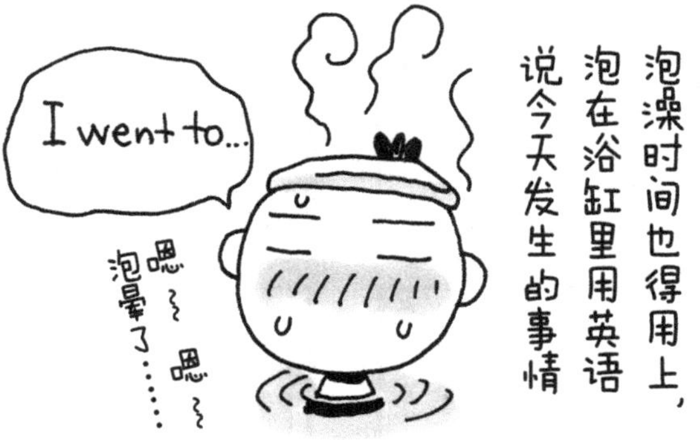
泡澡时间也得用上，
泡在浴缸里用英语
说今天发生的事情
I went to...
嗯~嗯~
泡晕了……

12 到人前去做

开关 Ⓑ
开关 Ⓔ

各种各样的舞蹈我也练了有 10 年。最初的目的是解决运动较少的问题，可是在不知不觉中我当真起来，开始参加比赛或者登上舞台。

不过每次到众人面前表演时，我都特别紧张，结果本来掌握得很好的技术也发挥不出来。好懊恼！好丢脸！

不过，想着下次再也不想造成这种遗憾，就自然产生了加倍努力练习的想法。所以，与只是在家练习相比，去人前跳舞会进步更快。

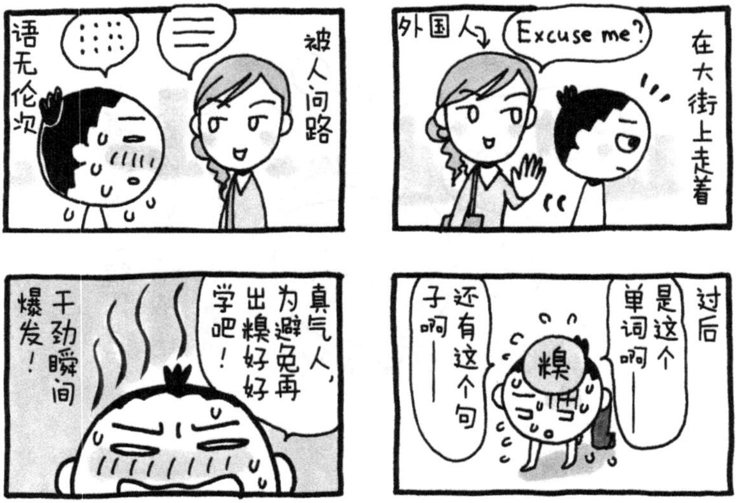

在大街上走着
外国人
Excuse me?
被人问路
语无伦次
过后
是这个单词啊——
还有这个句子啊——
糗
真气人，为避免再出糗好好学吧！
干劲瞬间爆发！

我过去比较爱慕虚荣，所以不管做什么，总是想着等练到像模像样时再让朋友看。但是最近我的想法变了，我现在认为不管状态如何，都应该早一些展示给他人才对。“像模像样”的程度难以界定，总那样想的话向他人展示的时机估计一辈子也不会到来。

把最开始笨拙的样子展示给朋友，如此一来，过后哪怕只有一点点进步，你也会得到朋友的夸赞。所以不要怕，尽管出糗吧！

知耻而后勇

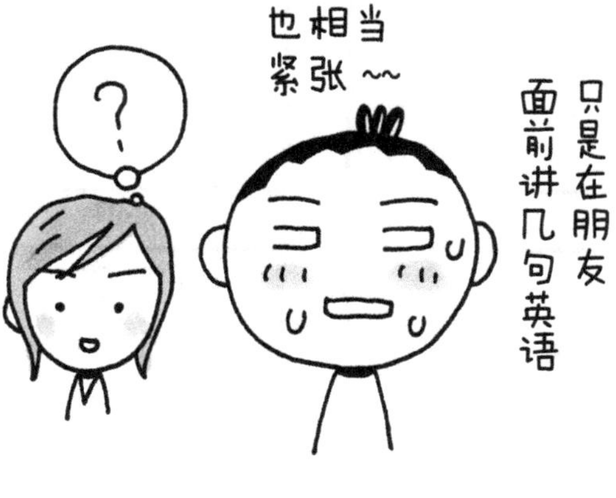

13 即使没心思做，也要先过去再说

开关 Ⓑ

如果一直坚持做的事情因某种缘由不得已中断，那么你下次再去时会感觉门槛变高了。

只中断一次的话不要紧，两次的话就很难了。这时候你会感觉有了空窗期，腿像被灌了铅一样迈不开。可如果继续放任不管的话，那个门槛会越来越高，所以应该拿出勇气先去了再说！只要过去，接下来自然会明白该干什么。

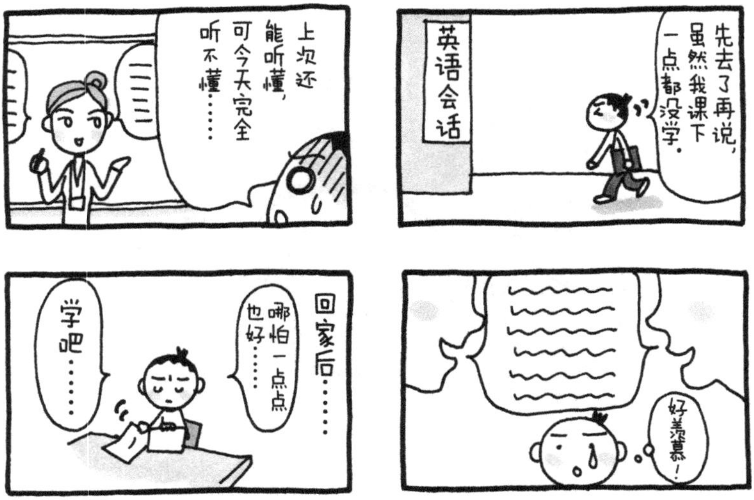

上次还能听懂，可今天完全听不懂……
英语会话
先去了再说，虽然我课下一点都没学。
回家后……
哪怕一点点也好……
学吧……
好羡慕！

特别是运动，只要一段时间不运动，肌肉力量就会立马减弱。柔韧性、耐力、肌肉，都需要花很长时间才能练出效果，但倒退回去就在一瞬间，并且干劲也会随之快速消退。

总之，即便准备不充分，也先去了再说，融入到现场的氛围里去。

去的时候可能非常不情愿，但是结束后，你的想法一定会发生改变，会庆幸自己选择回来。

融入氛围

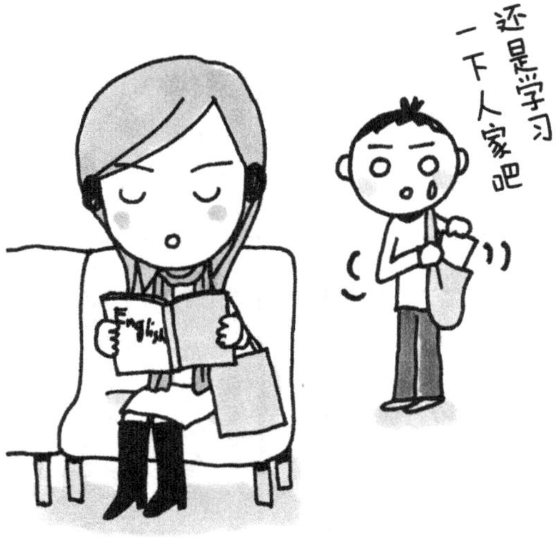

14 在乘坐交通工具时去做

开关 Ⓑ

我坐飞机的机会比较多，但每次坐还是会感到兴奋。有时各种各样的灵感会涌现出来，自己恨不得马上就着手做。当然这是状态好的时候。睡眠不足的时候，飞机就变成了摇篮，我会呼呼大睡直到飞机落地。

我们可以利用与平时不同的风景、环境来启动干劲的“开关”。因为时间有限，专注力也会有所提升。

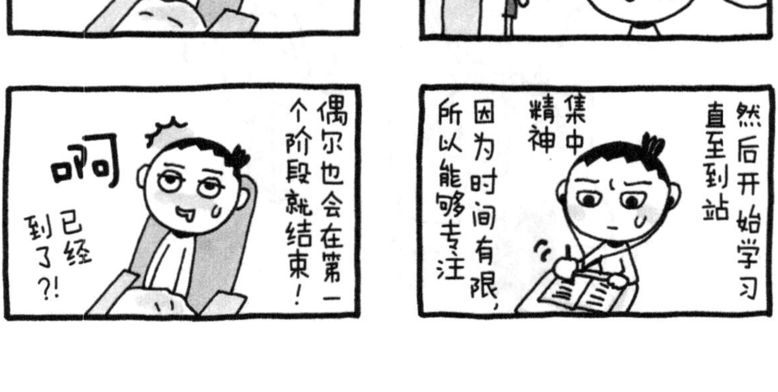
我打算在乘坐交通工具的时候学习英语。
感谢您搭乘本次航班
先睡一觉
呼——
然后开始学习直至到站
集中精神
因为时间有限，所以能够专注
偶尔也会在第一个阶段就结束！
啊
已经到了?!

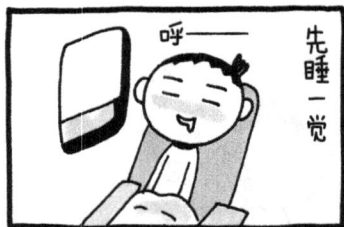

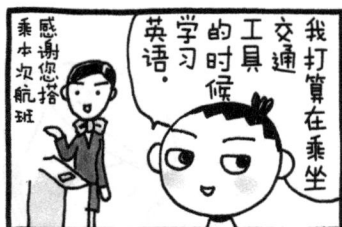

即便早已熟悉上班或上学路上看到的风景，已经不再感到兴奋，但是因为身体和视线都在活动中，所以依然可能有干劲涌出。说起来我在做公司职员的时候，因为通勤时间较长，所以决定利用这段时间来读书，结果读起来一发不可收拾。回头来看，那个时候我着实读了不少书。

现在我出门时大多自己开车，所以会在车里用 CD 或 iPod 来听英语。虽然时间很零碎，但久而久之听课量也很可观了。

备好可随身携带的组合套装

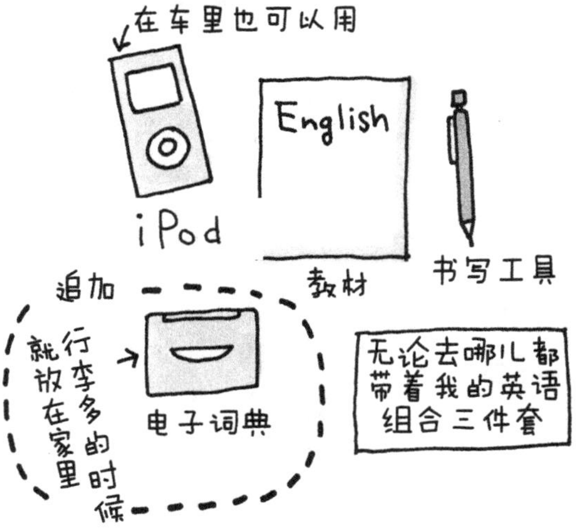

在车里也可以用
iPod
English
教材
书写工具
追加
行李多的时候就放在家里
电子词典
无论去哪儿都带着我的英语组合三件套

15 为了他人而行动

开关 Ⓔ

在孩子们还小的时候，工作忙来忙去却望不到头的日子持续了很长一段时间。每天只能说是瞎忙，总也不见手头变宽裕。可是一想到孩子们逐渐长大，总要有些储备，好带他们出去旅游，就再也不中途放弃，而是一门心思拼命地坚持。正因为有了长期的坚持，如今我已经可以带着孩子们去尽情地旅游了。

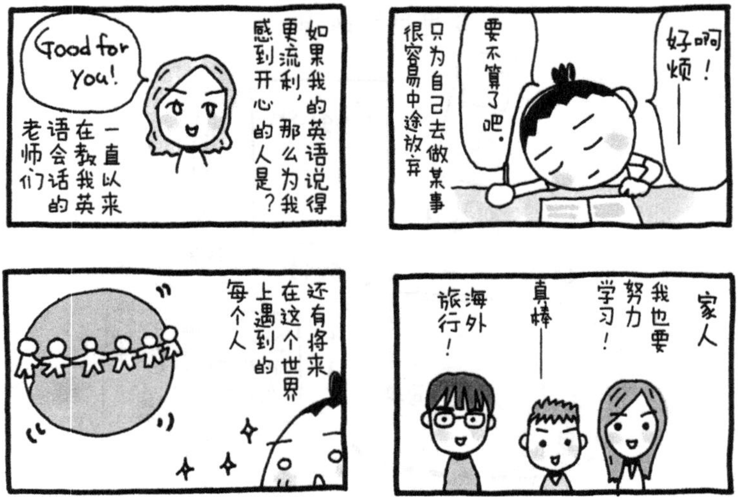
好烦啊！——
要不算了吧。
只为自己去做某事很容易中途放弃
如果我的英语说得更流利，那么为我感到开心的人是？
Good for you!
一直以来在教我英语会话的老师们
家人
我也要努力学习！
真棒——
海外旅行！
还有将来在这个世界上遇到的每个人

单纯为了自己的话，可能很难坚持下去，但如果是为了他人，往往可以做到。所以，想要把事情坚持下去，就要先把那个会为我感到开心的人放在心上。想一想把事情做好后谁会为你感到开心。

这个人可能是你的老师、伙伴、家人、朋友，也可能是素未谋面的人。你现在所做的事情，也许能惠及全人类。

自己在做的事情，或许会成为播撒幸福的种子。就一边这样想着一边继续努力吧！

如果是为了他人，一定还能坚持

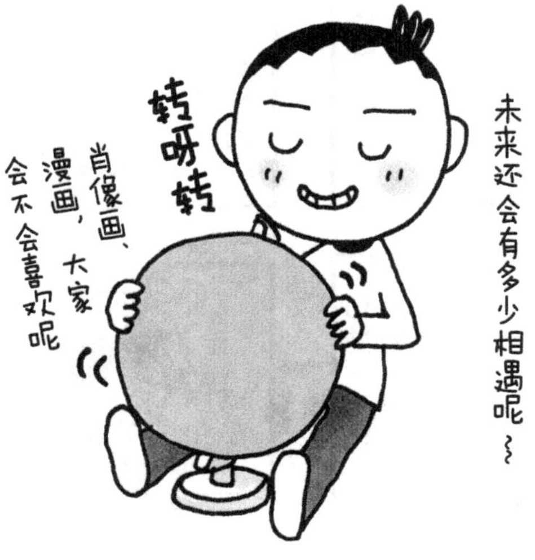

转呀转
肖像画、漫画，大家会不会喜欢呢
未来还会有多少相遇呢~

16 不忘初心

开关 Ⓘ
开关 Ⓡ
开关 Ⓔ

一开始的时候动力十足，可是过不了多久这般热情就会冷却下来。那么熊熊燃烧的热情哪里去了呢？那是我们的老相识——大脑干的好事。无论我们多么开心、多么兴奋，持续一段时间后，大脑一定会让人产生厌倦感。

当你想放弃的时候，请回想一下自己的初心吧。回想一下当初自己为什么开始做这件事，然后试着回答一下。

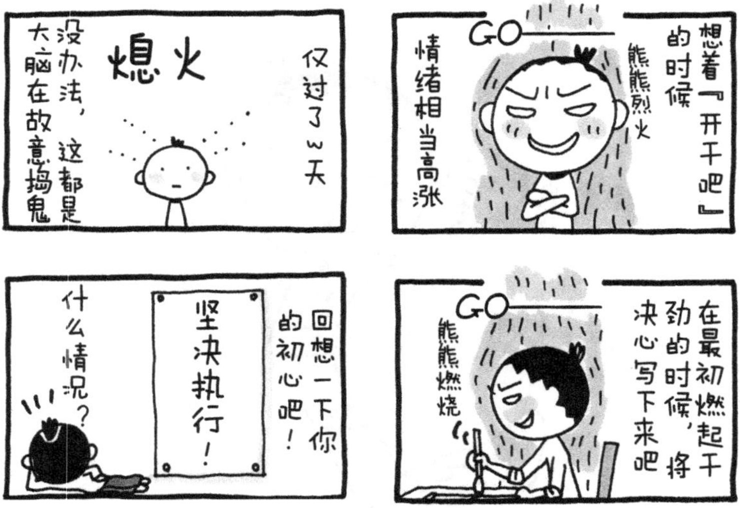

想着『开干吧』的时候
情绪相当高涨
熊熊烈火
GO
仅过了3天
熄火
没办法，这都是大脑在故意捣鬼
在最初燃起干劲的时候，将决心写下来吧
熊熊燃烧
GO
回想一下你的初心吧！
坚决执行！
什么情况？

拿我来说，最初学英语的动机是觉得会说英语很帅。试着自问自答一下。

“现在依然觉得帅？”

“对，我依然这样觉得，而且我还想出国旅游。”

“目前为止大概遇到了多少挫折呀？是不是很不甘心？”

“不甘心！不想就这样算了，不想被自己打败！我依然想坚持下去。”

“那么，先把每天学习的量减少一点试一下？”

“嗯，暂时把难度降一点吧。感觉这样可以继续坚持。适应后可以再调回来。”

嗯，坚持下去吧。

气馁的时候，初心就是你的“急救箱”

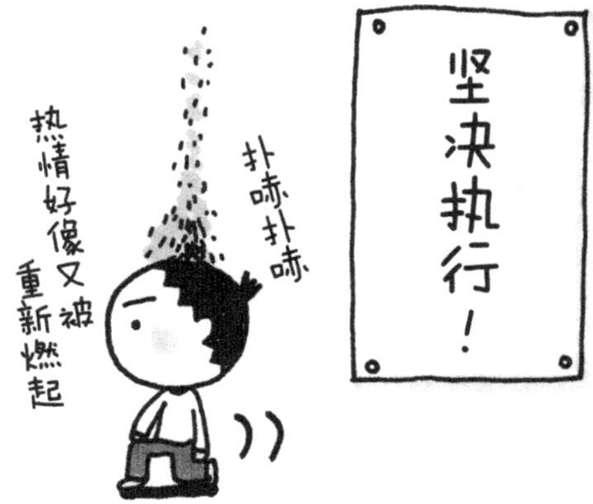
热情好像又被重新燃起
扑哧扑哧
坚决执行！

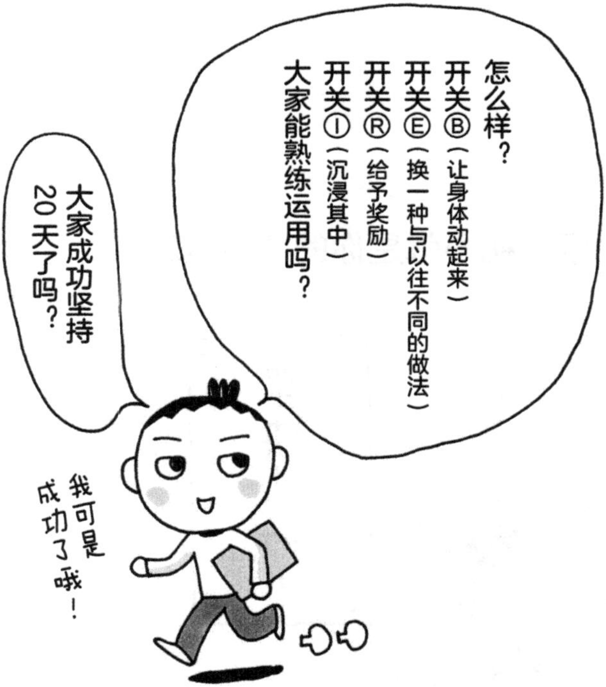
怎么样？
开关Ⓑ（让身体动起来）
开关Ⓔ（换一种与以往不同的做法）
开关Ⓡ（给予奖励）
开关Ⓘ（沉浸其中）
大家能熟练运用吗？
大家成功坚持20天了吗？
我可是成功了哦！

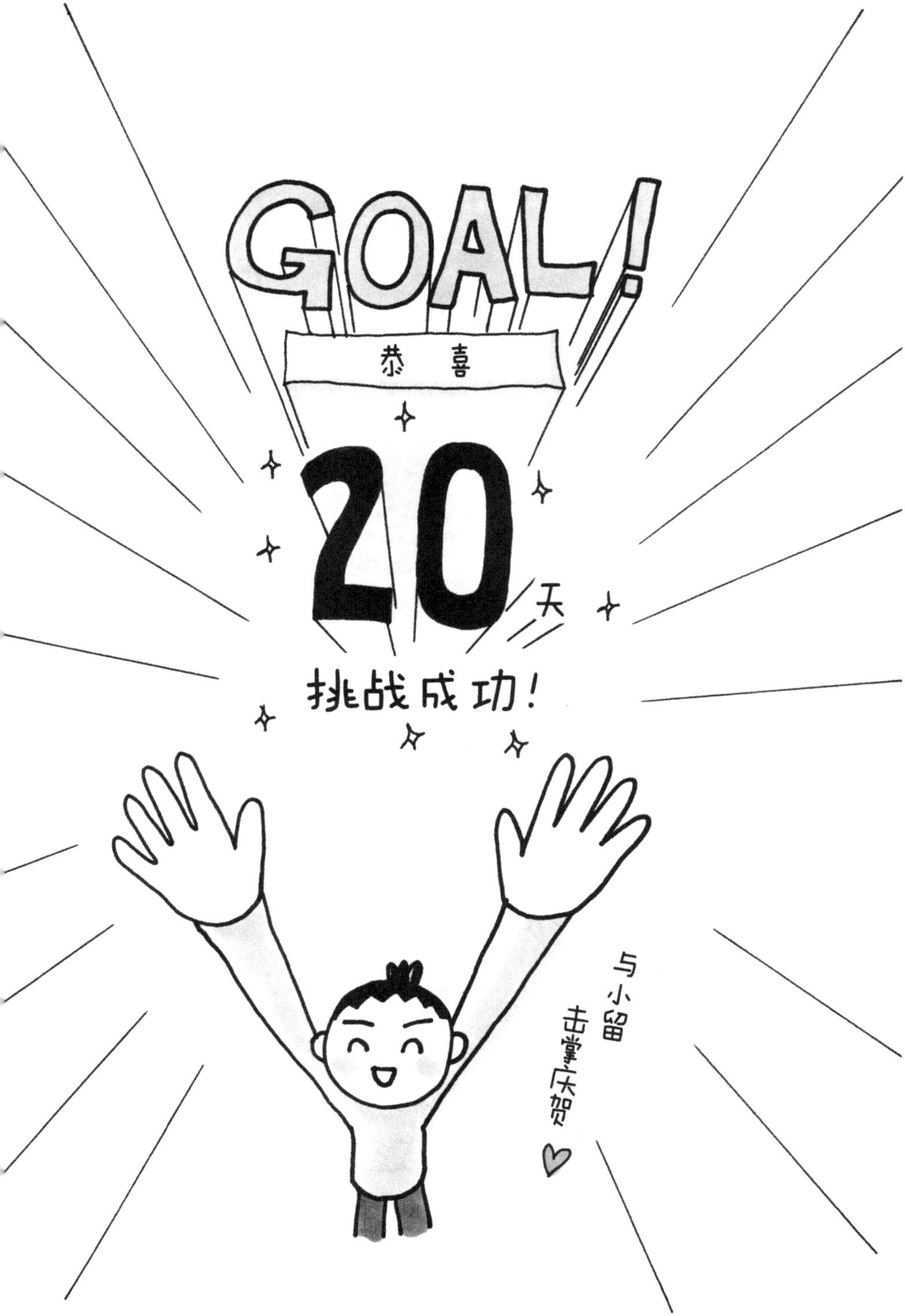
GOAL!
恭喜
20天
挑战成功！
与小留
击掌庆贺

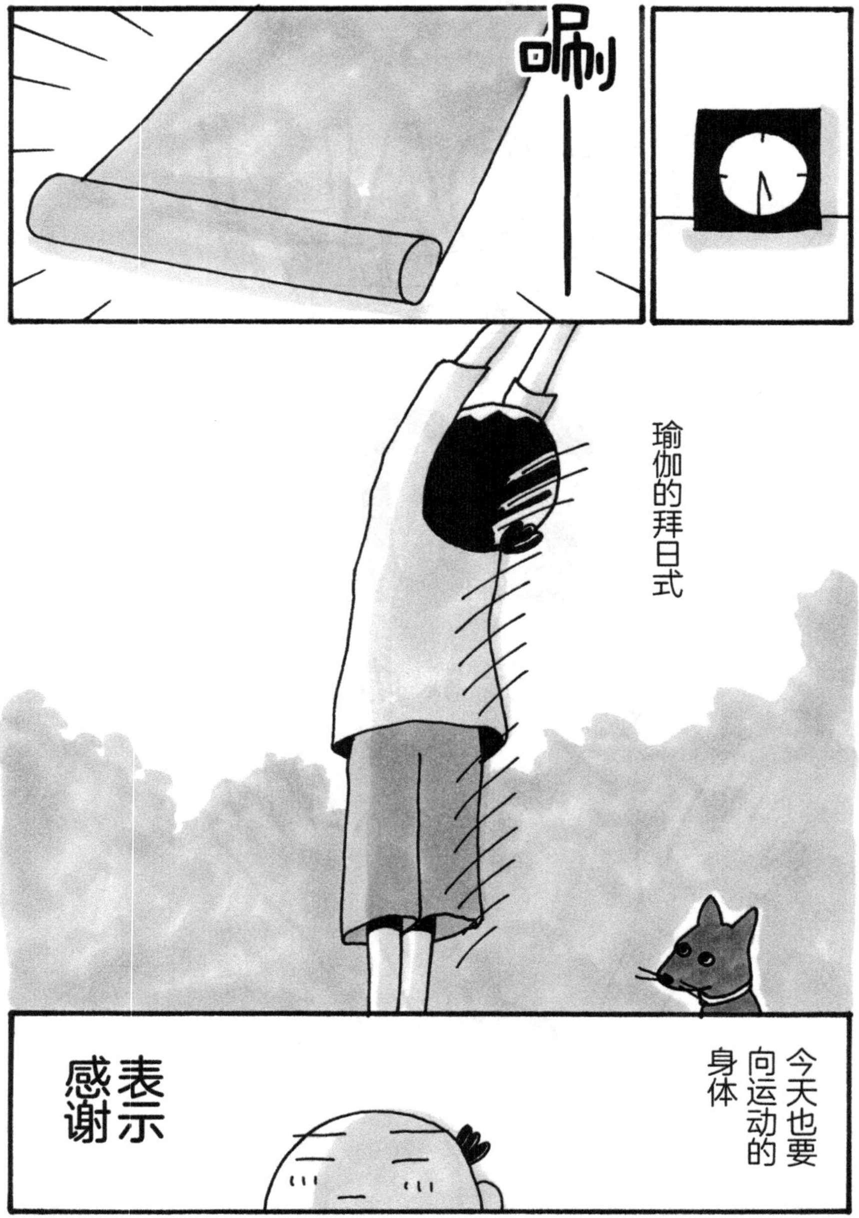
唰
瑜伽的拜日式
今天也要向运动的身体
表示感谢

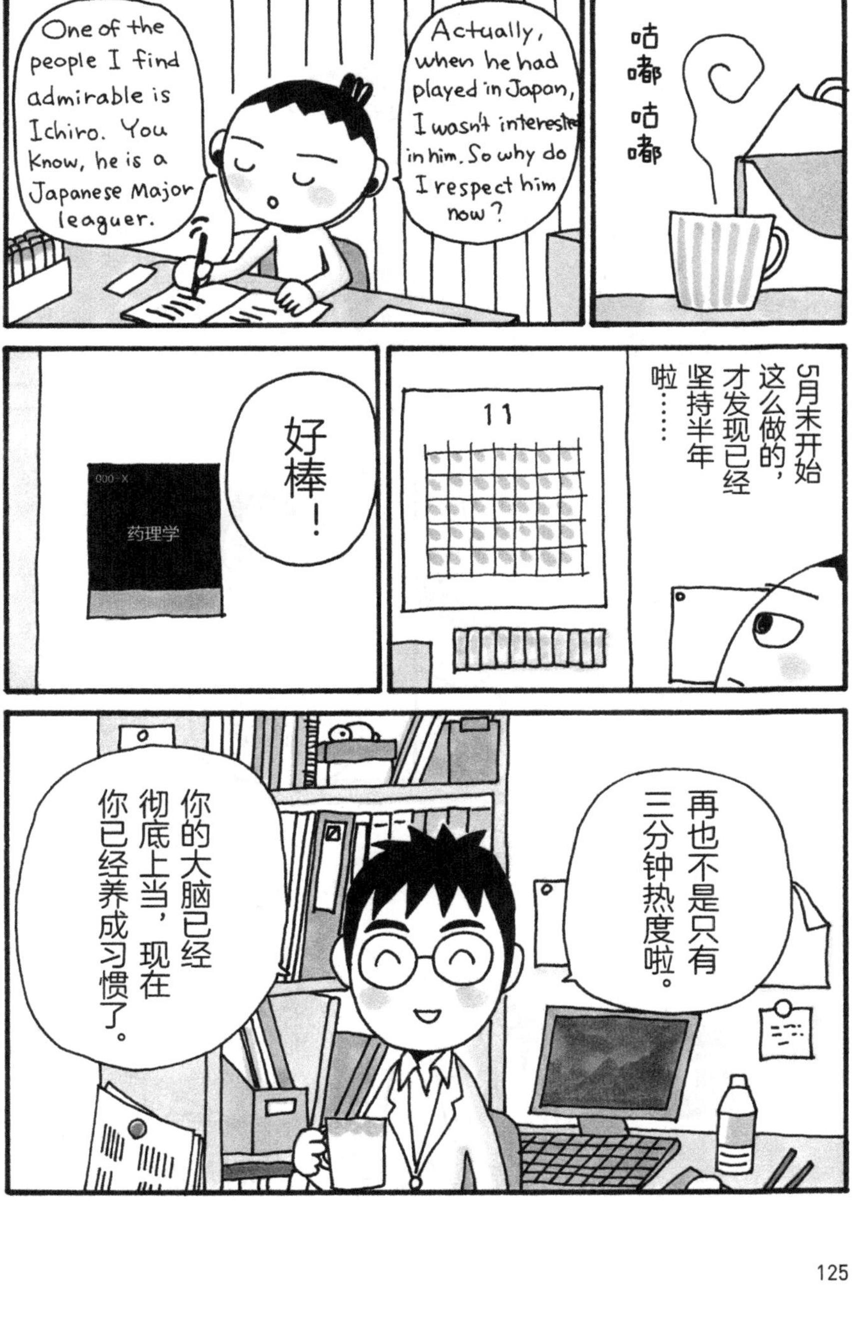
One of the people I find admirable is Ichiro. You Know, he is a Japanese Major leaguer.
Actually, when he had played in Japan, I wasn't interested in him. So why do I respect him now?
咕嘟 咕嘟
好棒！
药理学
5月末开始这么做的，才发现已经坚持半年啦……
11
你的大脑已经彻底上当，现在你已经养成习惯了。
再也不是只有三分钟热度啦。

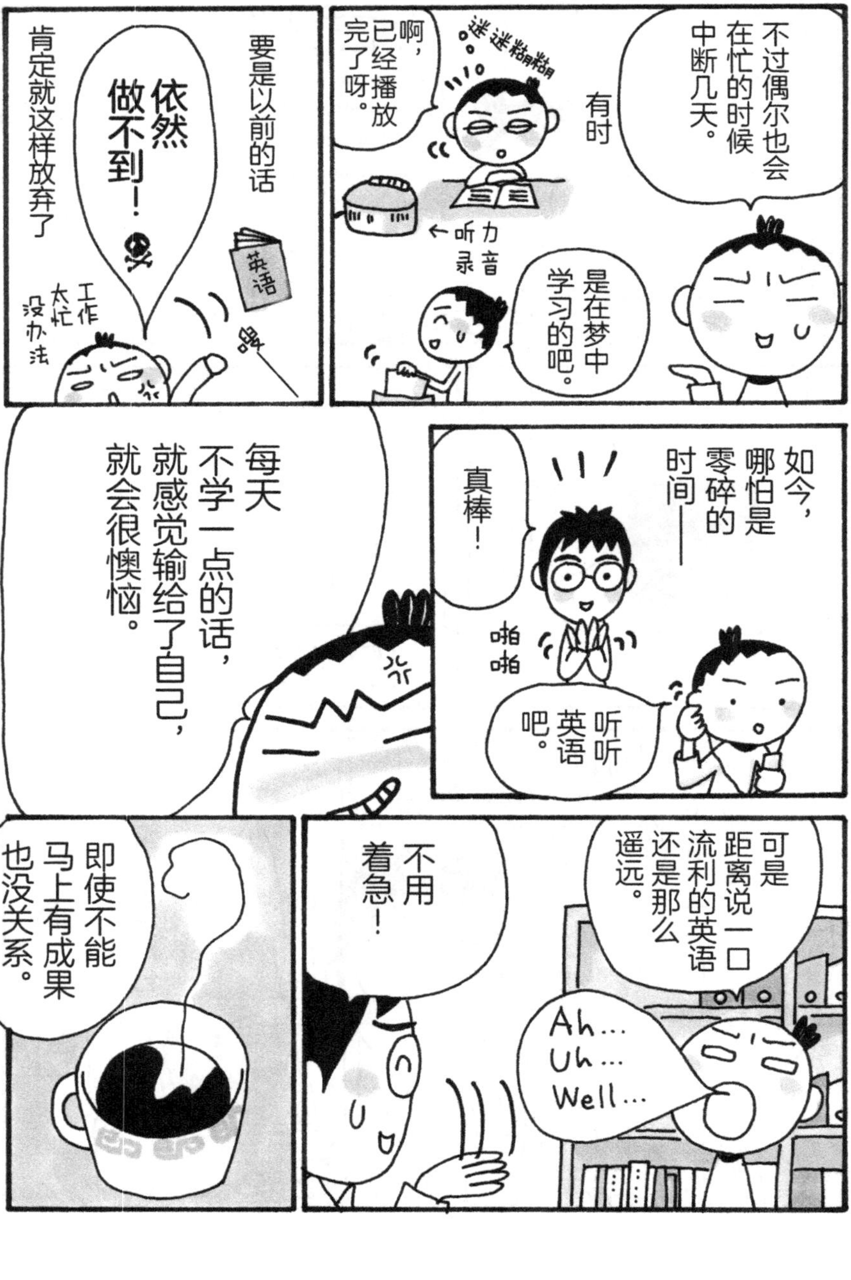

不过偶尔也会在忙的时候中断几天。
有时
迷迷糊糊
啊，已经播放完了呀。
←听力录音
是在梦中学习的吧。
要是以前的话
依然做不到！
英语
工作太忙没办法
肯定就这样放弃了
如今，哪怕是零碎的时间——
真棒！
啪啪
听听英语吧。
每天不学一点的话，就感觉输给了自己，就会很懊恼。
可是距离说一口流利的英语还是那么遥远。
Ah…
Uh…
Well…
不用着急！
即使不能马上有成果也没关系。

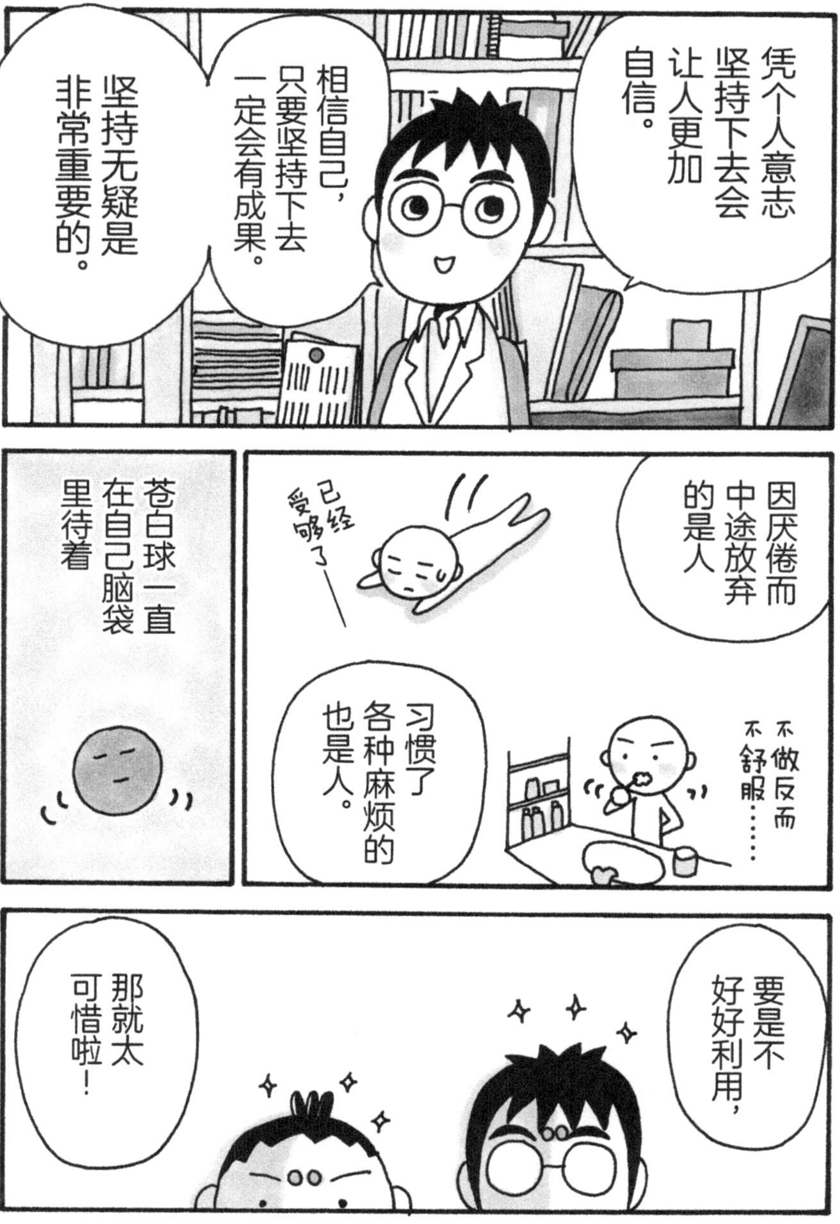
凭个人意志坚持下去会让人更加自信。
相信自己，只要坚持下去一定会有成果。
坚持无疑是非常重要的。
因厌倦而中途放弃的是人
已经受够了——
不做反而不舒服……
习惯了各种麻烦的也是人。
苍白球一直在自己脑袋里待着
要是不好好利用，
那就太可惜啦！

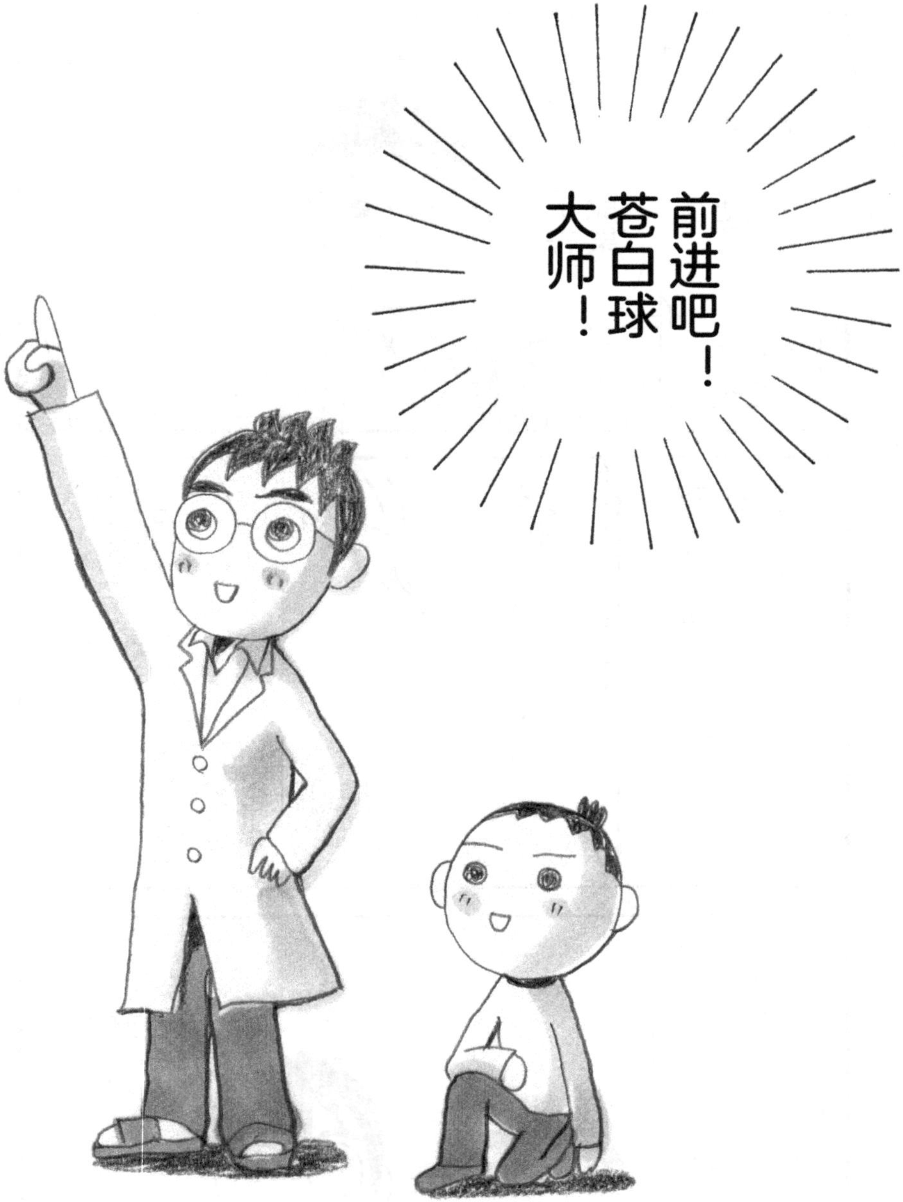
前进吧！
苍白球大师！

参考文献

[1] 池谷裕二 . 自分では気づかない、ココロの盲点　完全版 [M]. 東京：講談社ブルーバックス，2016.

[2] 池谷裕二 . 考试脑科学：脑科学中的高效记忆法 [M]. 北京：人民邮电出版社，2019.

[3] 池谷裕二，木村俊介 . ゆらぐ脳 [M]. 東京：文藝春秋，2008.

[4] 池谷裕二 . 怖いくらい通じるカタカナ英語の法則 [M]. 東京：講談社ブルーバックス，2008.

[5] 池谷裕二 . 進化しすぎた脳 [M]. 東京：講談社ブルーバックス，2007.

[6] 池谷裕二 . 考试脑科学 2：记忆、压力、动机的脑科学真相 [M]. 北京：人民邮电出版社，2023.

[7] 池谷裕二，系井重里 . 提高记忆力的秘密 [M]. 海口：南海出版公司，2009.

[8] 池谷裕二 . 高校生の勉強法 [M]. 東京：ナガセ，2002.

[9] 池谷裕二 . 脑的结构与科学化学习法 [M]. 香港：正文社，2009.

[10] 池谷裕二 . 記憶力を強くする [M]. 東京：講談社ブルーバックス，2001.

[11] Heimer L，Van Hoesen G W. The limbic lobe and its output channels:implications for emotional functions and adaptive behavior[J]. Neuroscience and Biobehavioral Reviews，2006，30:126-147.

[12] Pessiglione M，Schmidt L，Draganski B，Kalisch R，Lau H，Dolan R J，Frith C D. How the brain translates money into force: a neuroimaging study of subliminal motivation[J]. Science，2007，316:904-906.

苍白球之歌

作词 / 上大冈留

算了吧，好麻烦。

好麻烦，算了吧。

且慢！

这个时候请想起它，

苍白球——

这颗神奇的球谁都有。

那里面藏着干劲的源泉。

它正是大家都在寻找的东西。

坚持下去吧！

只要相信苍白球的力量，

前方的美景就会展现在你面前。

没问题，没问题，

向着梦想前进，

再试着坚持一下吧！

沉睡的苍白球宝宝

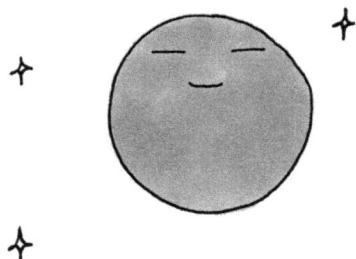

不行了，好辛苦。

好辛苦，不行了。

且慢！

这个时候请想起它，

苍白球——

这颗神奇的球谁都有。

那里面藏着坚持下去的源泉。

请相信自己！

坚持下去吧！

只要相信苍白球的力量，

就会遇见一个全新的自己。

没问题，没问题，

梦想在召唤你，

再试着向前走一步吧！

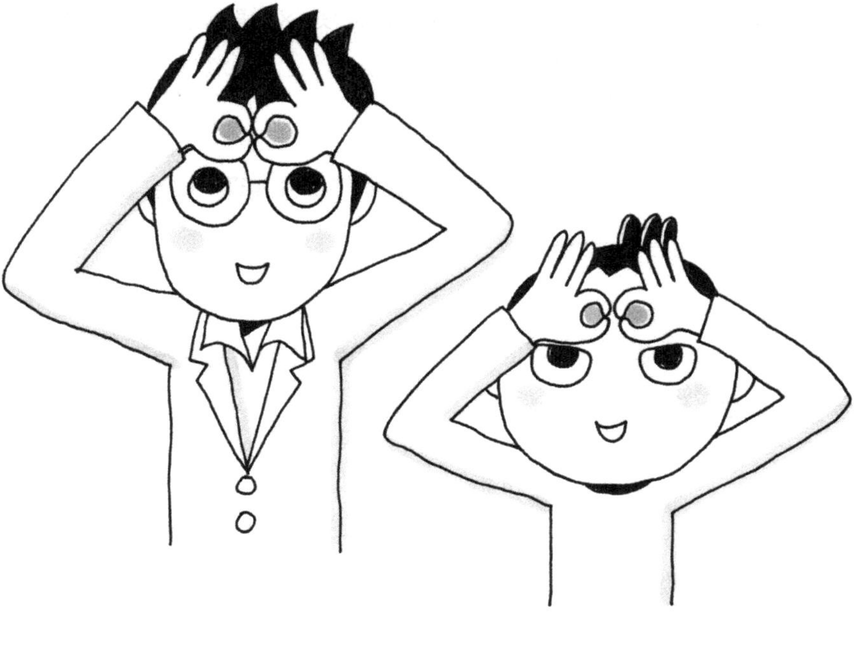

后记一

池谷裕二

如果能与上大冈留合作，那该是一件多么棒的事情啊。这个朦胧的想法始于我在美国留学的时候。有一次在帮忙编写某教材的过程中，我从负责人那里听到了一个让我很感兴趣的消息：他认识的一位漫画家最近出的随笔在日本十分受欢迎。不用说，他提到的那本书就是《拳头举上天！只需 5 分钟就能改变自己的方法》。

后来这名负责人还给我发邮件说："池谷先生！如果你能跟上大冈留合作的话，那可就无敌啦！"虽然我的内心是这样期望的，但当时我并不觉得这个愿望会实现。

后来过了大约 4 年时间，这个愿望竟然真的实现了，这着实让我吃了一惊。

为了出这本书，2005 年 8 月 4 日，我与上大冈留进行了首次面谈，之后我们又多次进行了交流。

那样不行，这样也不太理想，你觉得这么处理怎么样……就这样，我们在愉快的氛围中反复探讨，书也就逐渐成形了。

不过遗憾的是，绘图也好，文章也好，我都不擅长。大家只要大概翻一下就能发现，这本书是由上大冈留执笔完成的。

从这个意义上说，我只不过提供了一些脑科学方面的知识和想法。不过在上大冈留给我看原稿的那天，作为她的粉丝，我无疑是最幸福的，因为第一个欣赏到作品的人就是我。当时我们面谈交流的部分，如今已经用这么棒的插图和情节呈现了出来。哎呀，真是好久都没这么激动过了。可爱的插画、日常的具体事例、准确又温暖的鼓励话语，所有的细节都反映出她的高尚品格。上大冈留是最棒的！

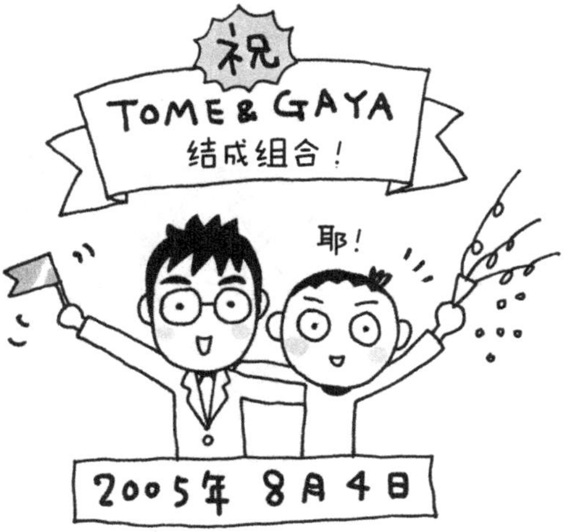

运用苍白球激发出干劲！

本书的主角就是大脑里那个叫苍白球的部位。苍白球会产生我们日常生活中非常重要的能量，如干劲、斗志、动力等。苍白球这个大脑的部件每个人都有，换句话说，每个人都能够激发出干劲，这就是本书的中心思想。

不过激发苍白球的活力需要一些诀窍。只是一味地不负责任地期望苍白球自己活跃起来，它是不会被唤醒的。苍白球无法从大脑内部被激活。

要使苍白球活跃起来，就必须有来自外部的刺激。能形成这种刺激的就是本书中多次出现的Ⓑ、Ⓔ、Ⓡ、Ⓘ这 4 个开关。只要彻底理解了这一点，干劲和耐力就可以由自己来控制了。这里我们来回顾一下这 4 个开关吧。

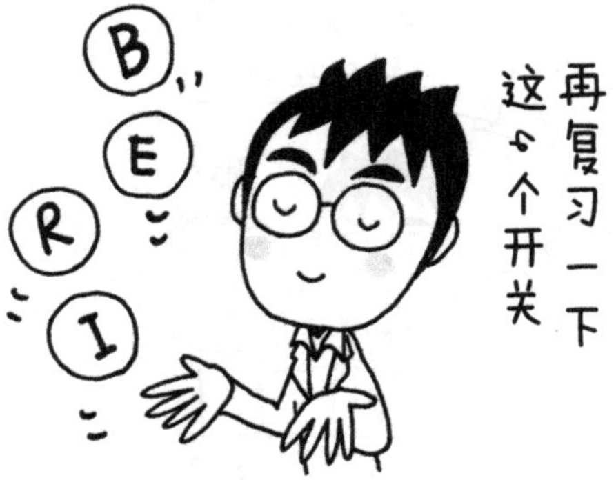

首先把你的身体运用起来！

Ⓑ表示 Body，就是身体的意思。我个人认为Ⓑ是这 4 个开关中最有效果的一个。

大家通常觉得，大脑是我们人体的“司令”，身体受大脑的支配。但是事实恰恰相反。掌握主导权的是身体，也就是说，并不是大脑指挥身体，而是身体引领大脑。

只要观察一下动物们漫长的进化过程，就很容易理解这一点了。大脑和身体这二者之中是谁先进化到较高程度的呢？当然是身体。这个世界不存在没有身体只有大脑的动物，但是没有大脑的动物却多得是。也就是说，在漫长的进化历史中，大脑是后来者。因此，大脑沦为身体的奴隶，听命于身体。

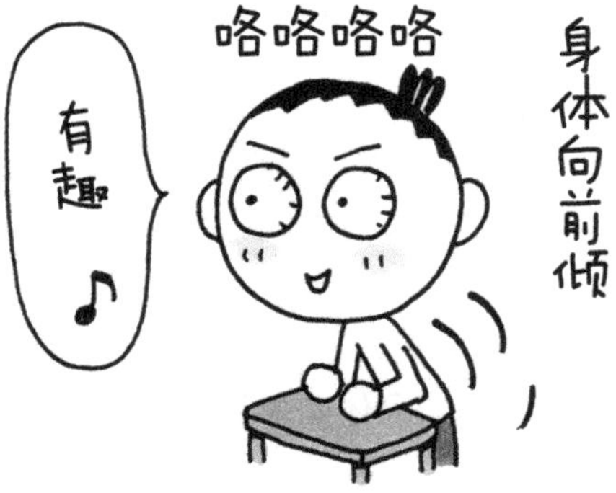

人类的大脑高度发达，所以我们很容易被强大的大脑蒙蔽，但是人类不过是高级动物而已。那些将人类大脑区别看待的观点，都是傲慢的妄想而已。

也就是说，不是“开心所以笑了”，而是“笑了所以开心”，不是“听着有趣，所以身体前倾”，而是“身体前倾，所以听起来更有趣了”。同样，不是“因为有了干劲才去做”，而是“因为去做了，所以才有了干劲”。我们的内心其实是这样的。

所以，与其在那里翻来覆去无谓地烦恼，不如先把身体和环境调整好。这才是最佳捷径。

为了启动海马体，要选择与以往不同的做法！

Ⓔ表示 Experience（经历）。大家在日常生活中所体验的事情都通过海马体来保存到大脑里，并且由海马体转化成宝贵的记忆和知识。

可是，我们容易忽略的一点是，经历的事情被模式化以后，信息就不会再向海马体传递了。

有脑科学研究者认为，海马体是大脑的最高指挥官。我们可以把大脑比作一个大公司。很多人在这个公司里工作，比如临时工、小职员、部长、董事等。这个组织架构中最为重要的就是下达指令的总经理（海马体）。

反过来说，事情只要不是特别重要，相关信息就不会向海马体传递。在小事上，海马体是不会过问的。比如说，子公司办公楼 3 层的卫生间里没有纸了，没有哪个员工会把这种小事报告给总经理。只有涉及公司生存的紧要事项，才会上报到总经理那里。

在日常生活中，眼前正在做的事情如果是首次接触的话，大脑会非常重视，将其作为重要事项报告给海马体。这时，海马体会立即调动包括苍白球在内的大脑各部位来妥善应对。可是在重复多次之后，海马体就不会出面，而是由“部下”按照之前的方式来代为处理。这就是所谓的大脑习以为常。

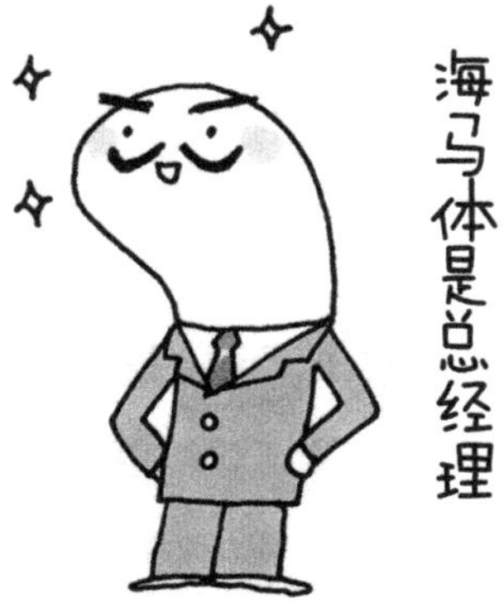

一旦出现这种情况，就用不到海马体了。反过来讲，要想使海马体活跃起来，最好不断尝试加入一些与以往不同的元素。如此一来，信息就会再次作为非常事态汇报给海马体了。

脑研究者把海马体称作差异检测器。与一般情况作比较，当发现一些不同时，海马体就会被激活。

利用好奖励！

Ⓡ表示 reward（奖励）。这就没有进一步解释的必要了吧。奖励（报酬）可以激发干劲，我觉得任何人都能理解这一点。腹侧被盖区会因奖励带来的喜悦而变得活跃，分泌出一种叫作多巴胺的快乐物质，并将其输送到苍白球。也就是说，腹侧被盖区能够直接促使苍白球变得活跃。可以说奖励的效果是非常大的。正如前文中提到的那样，问题在于奖励的量和时间点。至于奖励什么东西能使其开心，这一点因人而异，可以多加尝试。意料之外的东西或许对自己来说是一种奖励。

心中默念，沉浸其中！

Ⓘ表示 ideomotor，即观念运动，指在各种各样的场合下所观察到的大脑的现象。比如，玩狐狗狸游戏[1]，有人说这也属于一种观念运动。

1 日本都市传说中的一种占卜游戏。桌上放置写有“是、否、鸟居、男、女、五十音表”的纸。在纸上放置 5 日元或 10 日元硬币，参加者全员将食指放在硬币上，呼喊“狐狗狸，狐狗狸，请您出来吧”，让硬币动起来。——编者注专业的解释是肌肉运动与意志、感情等不相关，是在无意识的状态下进行的。也就是说，受周边的人或物的暗示，本人在尚未觉察的时候，无意识地采取了与之相符的行动。

乍一看，你甚至会感觉这是一种超常现象，而实际上这是具有潜在意识的大脑把这种指令发送到身体，实现并展现出来的现象而已。

举个例子，用绳把 5 日元的硬币穿起来，并使其处于悬吊状态。然后手保持不动，想象这个 5 日元硬币在转圈。想象得越具体越好，结果这枚硬币真的动了起来。

这仿佛完全是精神力量所致，但实际上是本人在无意识的状态下，因强烈的冥想令手指微妙地做出配合的动作，使硬币转了起来。

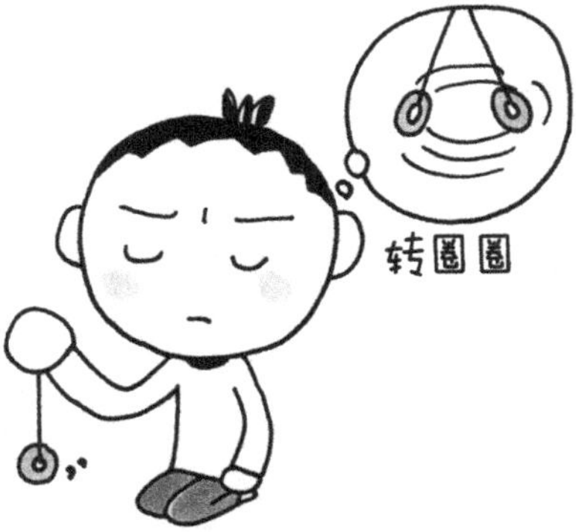

俗话说心想事成。对未来充满期望，抱有强烈的意愿去实现梦想，最终梦想成真的事例数不胜数。我也把这种情况解释为一种观念运动。心中有意念，身体自然而然会产生反应，为实现该意念而行动。

比如运动会之前想象率先冲线，考试前想象考试过关，演讲前想象听众们津津有味地聆听，做饭时想象男友夸赞自己做得好吃。

我认为想象得越具体越好，这样一来，你就会越来越有感觉，越来越有热情。扮作成功后的模样，拍一张照片挂起来，可能是个不错的主意。

我有一个朋友梦想当总经理。年轻的时候，他就给自己做了印有董事长、总经理头衔的假名片悄悄塞在口袋里。现如今，他已经是经营着好几家公司的企业家了。

以上就是我对Ⓑ、Ⓔ、Ⓡ、Ⓘ的解说，请大家一定巧妙运用好这 4 个开关，试着刺激一下这个藏在大脑深处的略显羞涩的苍白球吧。大家一定会迎来一个崭新的世界。

只要事先了解了习以为常，就不会有问题

最后还有一点特别要讲的，那就是习以为常。说起习以为常，如正文中所述，它分为两种情况，一种是“本来麻烦的一件事情习惯后不觉

得辛苦了”这种好的情况，还有一种是“习惯后变得厌烦，刺激减弱”这种坏的情况。习以为常一定会发生，无法避免，特别是这种坏的情况，的确很不好办。

让大家知道如何避免这种坏的情况，是本书的目的。不过我们想要告诉大家的不只是这个，还有一个重要的信息，那就是所有人都必定会对事物出现习以为常的情况，即大脑的构造决定了我们会对事物感到习以为常，这一点希望大家务必了解。

刚开始时倒是充满热情，可是过不了多久，就觉得厌烦。萌生这种念头是最正常不过的事，因为大脑就是这样被“设计”的。因此想退缩的时候，不用失落，不要觉得自己不行。无论是谁都会有这个瞬间的。但是对于接下来怎么做，在选择时只需要稍微用心些，就可能得到完全不同的结果。

总之，我们注定会在某个时刻习以为常，提前做好心理准备非常重要。对将来很有可能发生的事情做好各种预想，那么当这个瞬间到来时，就能采取更好的应对策略。

如果提前在心中预演了一遍，那么即使习以为常中坏的那种情况出现，也只不过“预定和谐”而已。在与习以为常的抗争中，你也必定会处于更加有利的位置。

不勉强蛮干，一点点地来，这一点尤其重要

坚持一步步地前进，某一天蓦然回首，你会发现自己已经蜕变为一个能够成功坚持到最后的人了。

不管怎样，要想顽强前进，气势和干劲是最重要的。与此同时，不勉强蛮干也很重要。能够长期坚持的大多是慢跑型的人，急于求成的人都无法长期坚持。因此，不勉强蛮干，一点点地来，这一点尤其重要。小事都没做好，却只顾追寻那些伟大的梦想，最终只会什么都做不成，一蹶不振。因此，哪怕是小事也没关系，越是小事才越重要。如果大家读了本书并且注意到了这一点，那么恭喜你得到了一件比宝石还要贵重的宝物。

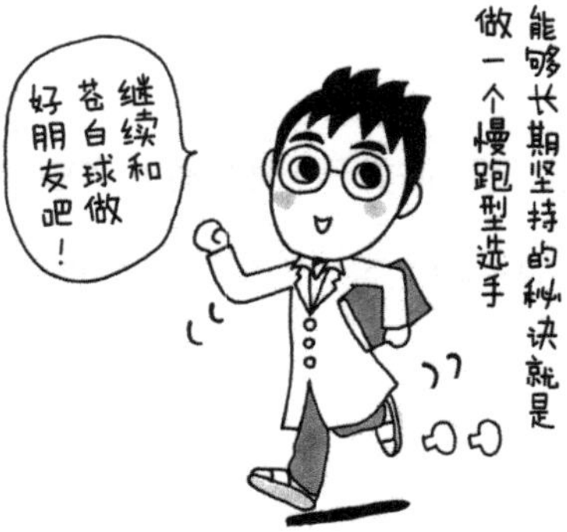

继续和苍白球做好朋友吧！
能够长期坚持的秘诀就是做一个慢跑型选手

在书的最后，我要感谢上大冈留、穗原俊二和我一起度过了如此有趣的时光，并且给了我一个能够推出这样一本好书的机会。接下来要是能够继续推出该系列的第二本、第三本，那该是多么开心的事情啊。我已开始遐想将来愉快合作了。

后记二

上大冈留

我家附近的培训班门口贴着一条用毛笔写的横幅，上面写着：坚持就是力量。

这是从小学开始，就从学校、培训班的老师，还有家长口中反复听到的话语。不过这话与只喜欢做计划表的我沾不上边，因为我的计划表从未执行到底过，反反复复一直是这样。我一度认为孜孜不倦地坚持下去这种事，自己不可能做到。我的干劲有效期非常短。

当我第一次从池谷先生那里知道大脑里有个苍白球，干劲就来自苍白球时，真是大吃了一惊。没想到这么厉害的宝物原来就在自己脑袋里！这让我有了尝试自主激发干劲的冲动。

随着池谷先生的讲解，我明白了《拳头举上天！只需 5 分钟就能改变自己的方法》里提到的举拳振臂的动作其实是通过身体活动来开启苍白球的开关。没想到一个由自身体验做出的无意间的动作，竟有它的科学依据！这让我十分意外。而且除了动用身体，我们身上还有许多开关，并且都可以随时开启。

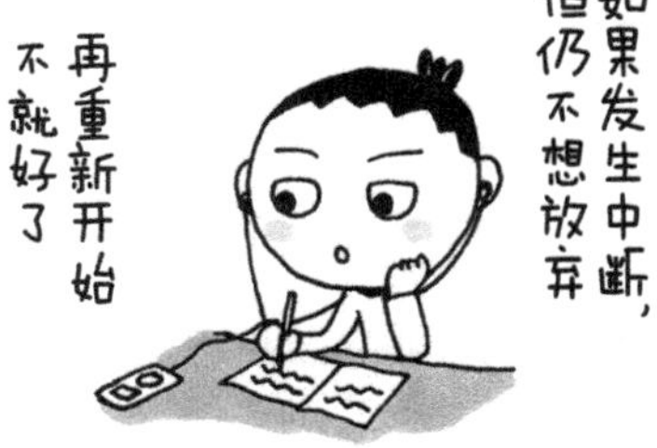
如果发生中断，
但仍不想放弃
再重新开始
不就好了

在本书的创作过程中，我了解到只要轮番开启 4 个开关，就能够激发出干劲并长期保持下去。这真是一个巨大的收获！由于我了解到了这一点，我的英语学习成功坚持到了现在。

坚持是一件脚踏实地的事情，它是通向未来的开端。不坚持的话也不知道现在坚持的事情是否适合自己，但如果坚持下去，则会发现自己身上有一些意料之外的美妙的东西。

本书中设定了一个 20 天的初期目标。如果说起我自己，10 年才是我的大目标。我打算花 10 年去坚持做一件事情。

中途偶尔休息休息也没关系，别放弃就好。将来你一定会有所收获。

与池谷先生的相遇让我又一次感叹人类真的好神奇。未来的人生中有着各种各样的可能性，这其实和年龄并没有什么关系。我越来越期待美好的未来了。感谢相遇。

最后，十分感谢陪伴至今的读者朋友。我们一起把三分钟热度的毛病改掉吧！

对于本书的创作，在此特别向幻冬舍的穗原俊二、prigraphics 的川名润和长期鼓励支持我的各位表示衷心的感谢。后会有期！

多说一句

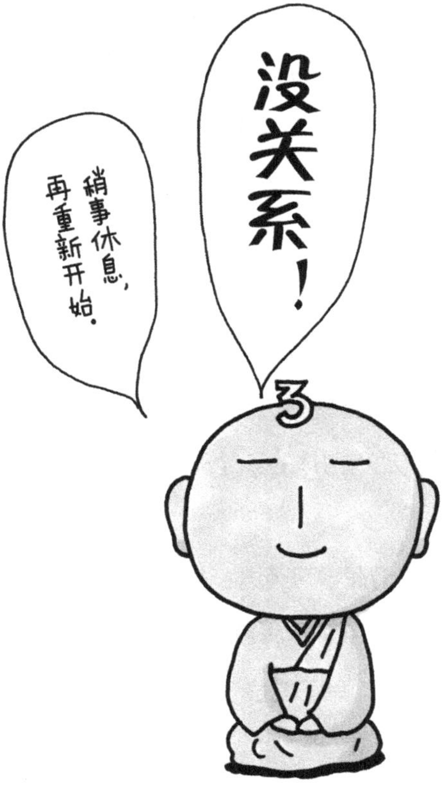

只有三分钟热度的人

文库版后记

上大冈留

十多年前，我第一次了解到大脑中有产生干劲的苍白球，知道了使其活跃的方法（正文中的人物使用的是当时的年龄）。这十多年里，最大的变化就是三分钟热度这个词已经与我无缘了。对于曾经总是半途而废的小留来讲，这是个多么惊人的变化啊！

我知道了有这个毛病的人不止我一个，大家都是这样的。还知道了有 4 个开关可以用于激发干劲。所以当一件事还没做三天就想打退堂鼓时，我也没有感到意外，也不会责备自己怎么这么没长性，总是半途而废，而是非常平静地开启驱动苍白球的 4 个开关，将事情继续做下去。

多亏了这么做，我至今仍在学习英语。虽然还没到流畅交流的程度，但也保持在一个相当不错的水平。这样就很好，毕竟我是慢跑型。早上练瑜伽也是，和起床洗脸一样，早已变成了一个习惯。

另外，在本书的创作期间，我开始学习儿时起就一直憧憬的古典芭蕾。可是芭蕾有着严格的动作规定，要求舞者具有很好的柔韧性和强大的核心力量等。对于我这种从零开始的成年人来说，难度实在是太大了。我再怎样拼命努力，芭蕾跳得还是不成样子，因为工作忙而参加不了训练课的时候也不少。我时常感到焦虑，不知道自己能不能学成。即便是这种情况，我也想尽办法通过不断切换 4 个开关来坚持下去。无论如何都要坚持下去。于是，我的腿渐渐能打开了，以前认为自己绝对做不到的动作也能跳出来了。在即将 50 岁的年龄，我终于登上了舞台。

这 4 个开关中，我最频繁使用的就是开关Ⓑ。有时候很累，不太想去上芭蕾课。不过，只要硬着头皮到舞蹈室，就总是有收获，庆幸自己选择过来。现如今的我，只要抓住把杆，身体就不由自主地舞动起来。进展缓慢也没关系，只要坚持下去就很了不起。一味静静地等待，什么也不会改变。只要身体动起来，下一扇门就会为你打开。

可能有很多人认定自己就是那种只有三分钟热度的人，从而轻易地放弃，这实在是可惜。什么事情坚持下去都会有所收获，希望书中介绍的 4 个干劲的开关可以让更多的人知道。

带着这个巨大的收获（4 个开关），与大脑和身体永远好好相处下去吧！

在此，向大力协助本书出版的各位表示衷心感谢，也感谢单行本的编辑穗原俊二、文库本的编辑大野里枝子的关照。

大家保重，后会有期！

版权声明